„One man with courage is a majority“
(Thomas Jefferson)

In Erinnerung
an den Lehrer, Forscher, Mentor,
Freund und Menschen

Professor Jürgen Koebke (1945-2012)

lehmanns media

Prof. Dr. med.
Marc Maegele
(Herausgeber)

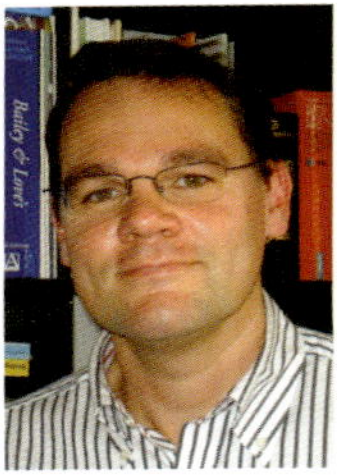

zusammen mit

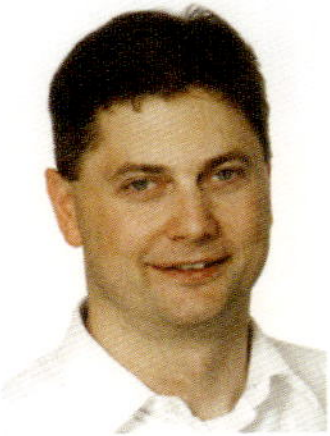

Priv.-Doz. Dr. med.
Christian Probst

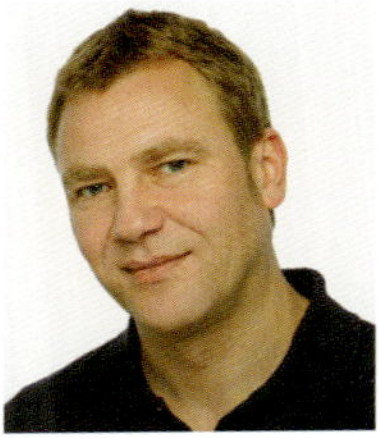

Wolfgang Schütz
(Physiotherapeut)

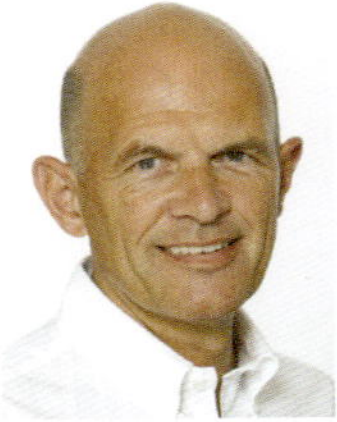

Prof. Dr. med.
Bertil Bouillon

An der Erstellung der Einzelkonzepte für die Teilbereiche waren beteiligt:

Dr. med. Ahmad Alghamdi, Prof. Dr. med. Holger Bäthis (Endoprothetik), Priv.-Doz. Dr. med. Maurice Balke, Priv.-Doz. Dr. med. Marc Banerjee (Schulter), Dr. med. Tobias Fabian (Schulter), Dr. med. Thomas Paffrath, Prof. Dr. med. Christian Simanski (Fuß), Dr. med. Thorsten Tjardes (Wirbelsäule), Priv.-Doz. Dr. med. Sven Shafizadeh (Knie).

Die Herausgeber danken der Radiologischen Klinik des Klinikums Köln-Merheim (Prof. Dr. med. Axel Gossmann) sowie dem Anatomischen Institut der Universität Köln (Prof. Dr. med. Jürgen Koebke (†) und Frau Jutta Knifka) für die freundliche Überlassung des umfangreichen Bildmaterials.

Herausgeber und Autoren

Marc Maegele
Christian Probst
Wolfgang Schütz
Bertil Bouillon

101
Vorschläge zur Nachbehandlung

in der Unfallchirurgie und Orthopädie

lehmanns media

Haftungshinweis

Die hier aufgelisteten Nachbehandlungskonzepte wurden von den Autoren mit größtmöglicher Sorgfalt zusammengestellt. Es handelt sich um orientierende Vorschläge, wie eine erfolgreiche Nachbehandlung unfallchirurgisch-orthopädischer Krankheitsbilder gestaltet werden kann. Selbstverständlich kann keine Gewähr für Fehlerfreiheit und Genauigkeit der Angaben gemacht werden. Auch sind diese Vorschläge unverbindlich und die individuelle Situation kann Abweichungen erfordern. Jegliche Haftung für Schäden, die entweder direkt oder indirekt aus der Anwendung der hier vorgestellten Konzepte resultieren, wird ausgeschlossen.

2., korrigierte Auflage

Helmholtzstraße 2-9, 10587 Berlin

Umschlaggestaltung und Layout: Jasmin Plawicki, Clara Eichler
Druck und Bindung: Drukarnia Dimograf, Bielsko-Biała, Polen

ISBN: 978-3-86541-893-7

www.lehmanns.de

„1/3 ist Chirurgie und 2/3 Nachbehandlung!"

Nachdem sich die Erstauflage des vorliegenden Nachschlagewerks großer Beliebtheit und Nachfrage erfreut hat und rasch vergriffen war, liegt nun die erste Überarbeitung vor. Das erfolgreiche Gesamtkonzept wurde beibehalten und die Praktikabilität für den klinischen Alltag durch ein verbessertes Kitteltaschenformat erhöht. Die einzelnen – nach wie vor nach Körperregionen gegliederten Therapiekonzepte – sind überarbeitet und aktualisiert worden; einige neu hinzugekommene Krankheitsbilder wurden durch entsprechend anschauliche Abbildungen ergänzt.

„1/3 ist Chirurgie und 2/3 Nachbehandlung!", diese oft zitierte Bemerkung reflektiert den nach wie vor hohen Stellenwert von Nachbehandlung und Rehabilitation für den Therapieverlauf sowie das Gesamtergebnis bei und nach unfallchirurgisch-orthopädischen Krankheitsbildern, Verletzungen und Operationen. Sie entscheidet letztlich auch über die Zufriedenheit sowohl beim Patienten als auch beim behandelnden Arzt. Das vorliegende Werk richtet sich auch zukünftig an all diejenigen, die in die Behandlung/Nachbehandlung von unfallchirurgisch-orthopädischen Patienten involviert sind, angefangen bei den ärztlichen Kollegen/-innen in der Klinik über die Pflege, Physio- und Ergotherapie bis hin zum/zur niedergelassenen Kollegen/-in, der/die mit der Weiterbetreuung nach der stationären Entlassung betraut sind. Das nachhaltige Ziel soll sein, die

wesentlichen Verletzungen und postoperativen Zustände in einem vorgeschlagenen therapeutischen „Korridor“ vergleichbar nachzubehandeln. Nicht zuletzt soll das Nachschlagewerk auch zukünftig dem medizinischen Nachwuchs zur Bewältigung der täglichen Stationsarbeit oder aber in der Notfallambulanz und Sprechstunde ein fortwährender Begleiter und eine praktische Stütze sein.

Bei den hier vorgelegten Nachbehandlungskonzepten handelt es sich bekanntermaßen um Vorschläge, wie eine erfolgreiche Nachbehandlung gestaltet werden kann. Der aufmerksame Anwender ist aufgefordert, die Autoren auf Korrekturen und mögliche Verbesserungen aufmerksam zu machen. Das erlaubt uns, die Nachbehandlungskonzepte stets den neuesten Erkenntnissen und Erfordernissen der Unfallchirurgie und Orthopädie anzupassen und zu optimieren.

Marc Maegele
Köln, im August 2016

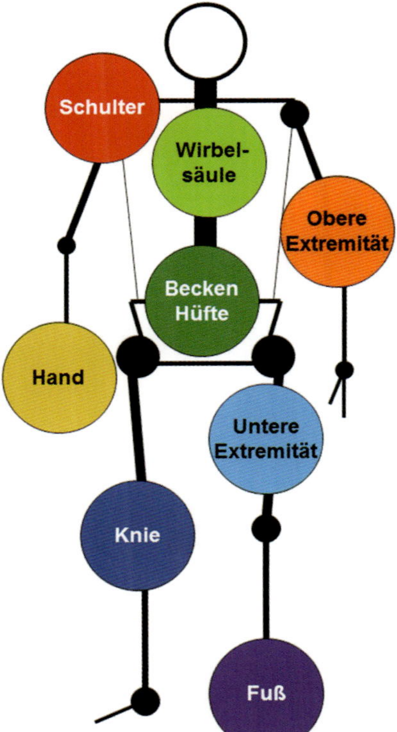

101 Vorschläge zur Nachbehandlung

Schulter

Obere Extremität

Becken/Hüfte

Untere Extremität

Knie

Fuß

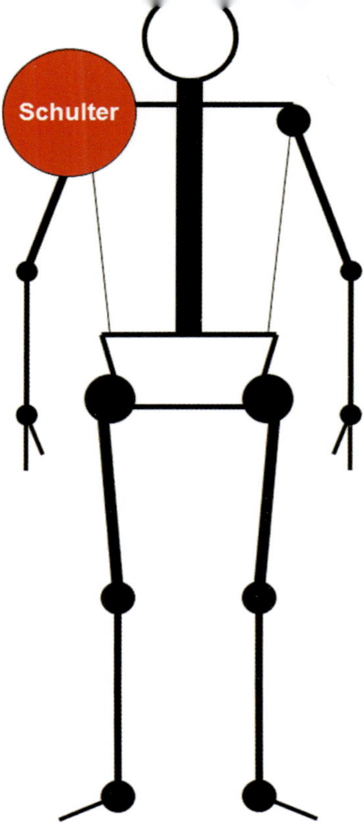

Schulter

AC-Gelenksprengung rechts (Panoramaaufnahme mit Gewichten)

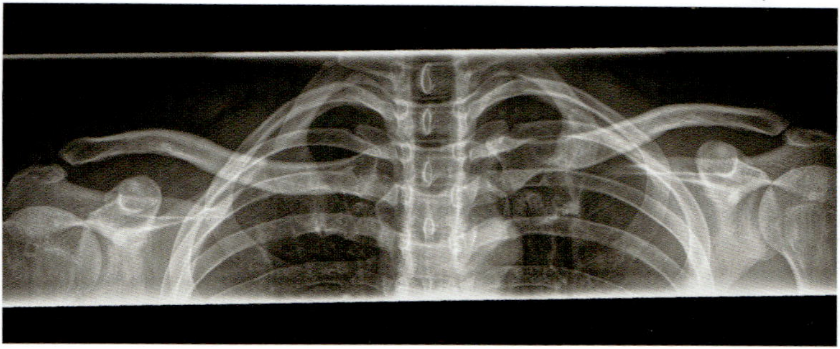

Therapie im Armfix

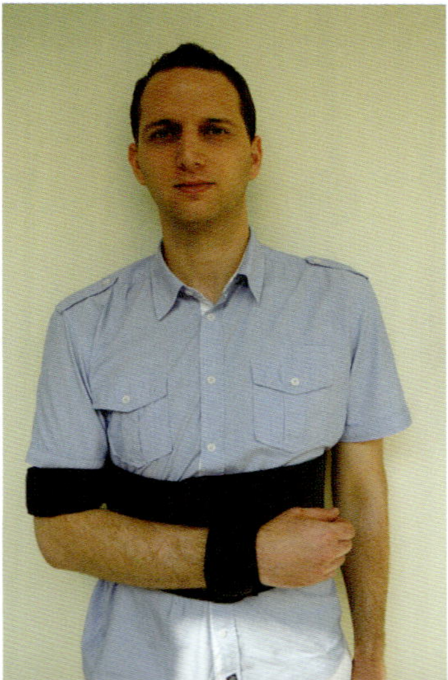

Zeit	Maßnahme
Unfalltag	Anlegen eines Gilchristverbandes/Armfix für 2 Wochen
Tag 1	Isometrische Übungen im Gilchristverband/Armfix, Finger- und Ellenbogenübungen, KEINE Gewichte für 6 Wochen (!)
Tag 3 und 7	Röntgenkontrolle
Woche 1	Beginn mit schmerzadaptierter funktioneller physiotherapeutischer Beübung, Bewegungsausmaß 60 Grad Abduktion und Anteversion bei fixierter Skapula, 40 Grad Außen- und Innenrotation, KEIN Sport (!)
Woche 2	Abtrainieren und Weglassen des Gilchristverbandes/Armfix
Woche 3	Röntgenkontrolle, Beginn mit aktiv-assistierter Physiotherapie, Steigerung des Bewegungsausmaßes auf 90 Grad Abduktion und Anteversion, Rotation frei
Woche 6	Röntgenkontrolle, Aufbelastung bis zur Vollbelastung in Woche 9 und volles Bewegungsausmaß
Monat 3	Wiederaufnahme Kontaktsport und zunehmende Gewichtsbelastung

AC-Gelenksprengung rechts (Rockwood V) vor (oben) und nach der operativen Versorgung (unten). Panoramaaufnahmen (links) und axiale Aufnahmen (rechts)

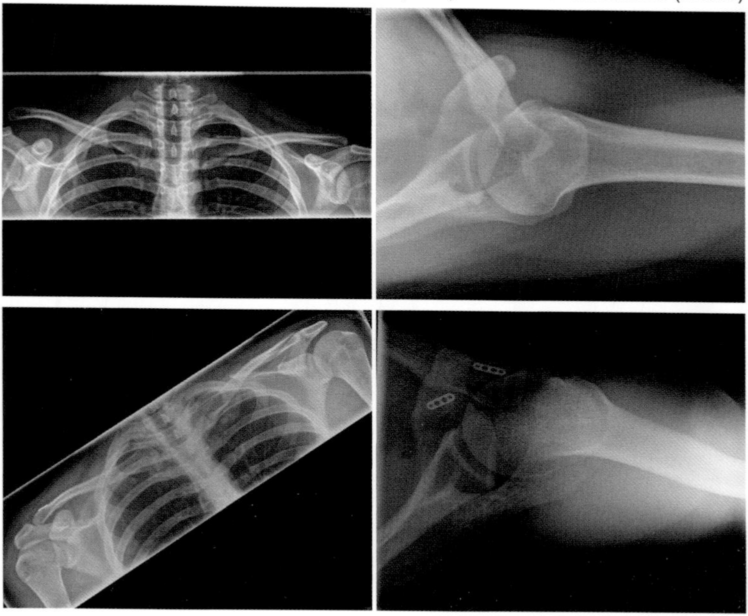

Zeit nach Op	Maßnahme
Im Op	Anlegen eines Gilchristverbandes/Armfix für 2 Wochen
Tag 1	Sofort isometrische Übungen im Gilchristverband/Armfix, schmerzadaptierte passive frühfunktionelle Mobilisation OHNE Belastung (!), zunächst 60 Grad Abduktion und Anteversion bei fixierter Skapula, 30 Grad Retroversion und 40 Grad Außen- und Innenrotation unter Schmerzfreiheit, Pendelübungen, Entstauungstherapie
Tag 7	Röntgenkontrolle, passive Physiotherapie weiter (ambulant 3-4x/Woche), Abduktion bis 90 Grad bis Materialentfernung (!)
Tag 11	Entfernung des Wundmaterials
Tag 14	Abtrainieren und Weglassen des Gilchristverbandes/Armfix, Belastungssteigerung mit aktiver frühfunktioneller Physiotherapie, Bewegungsausmaß 90 Grad Abduktion und Flexion bei fixierter Skapula (bis Materialentfernung (!)), 30 Grad Retroversion, Außen- und Innenrotation frei, isometrisch-zentrierende Übungen, rhythmische Stabilisation
Woche 3 und 6	Röntgenkontrolle, ab Woche 6 Belastungsaufbau und volles aktives und passives Bewegungsausmaß, konzentrische Rotatorenübungen, ggf. Entfernung von K-Drähten
Woche 9	Erhalt der Beweglichkeit, exzentrisches/konzentrisches Rotatorentraining im offenen/geschlossenen System, dynamisch-zentrierende Übungen, Muskelaufbau
Woche 12	Röntgenkontrolle und Materialentfernung
Ab Monat 3	Kontaktsport und Aufbelastung für Gewichte, Wurfsport ab Monat 6

Humeruskopfhochstand mit subchondralen Mehrsklerosierungen im Sinne eines Impingements

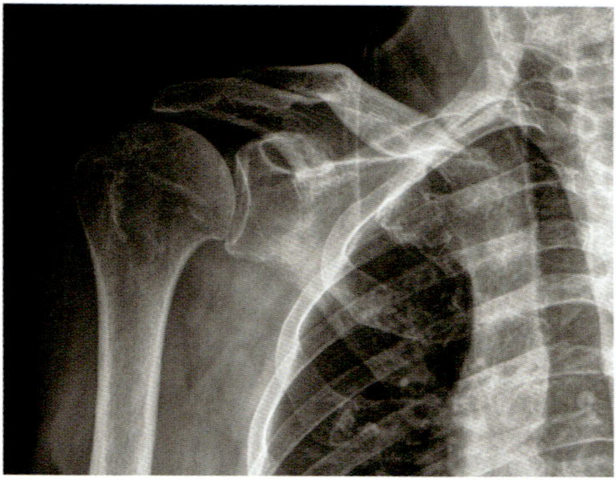

Grobschollige Verkalkung bei Periarthropathia humeroscapularis

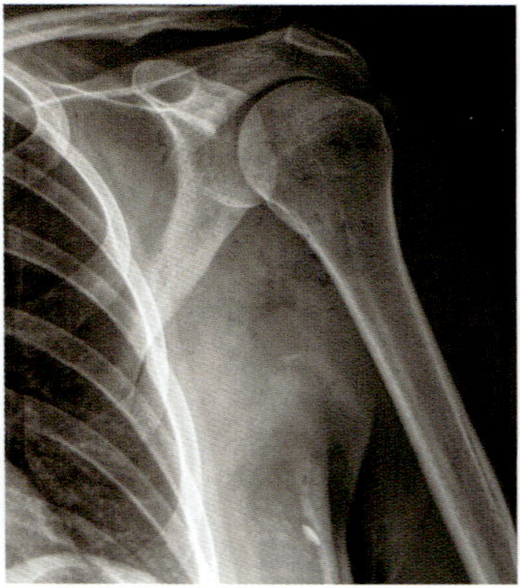

Arthroskopische Acromioplastik

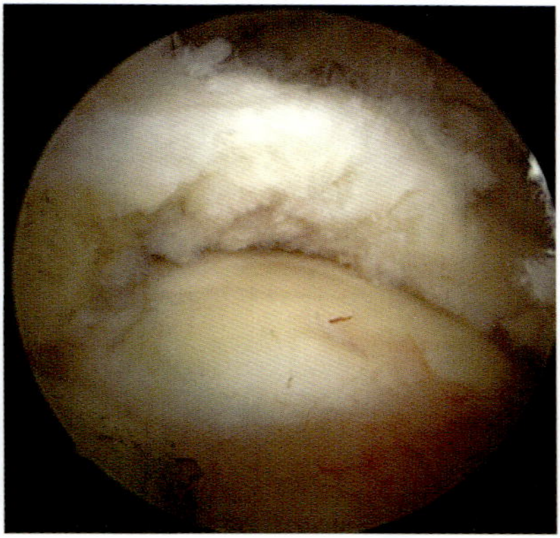

Zeit nach Op	Maßnahme
Im Op	Anlegen eines Gilchristverbandes/Armfix für 3 Tage zur Analgesie
Tag 1	Evtl. Lagerung auf Kissen, abschwellende Maßnahmen, Entstauungstherapie, schmerzadaptierte, geführte frühfunktionelle Physiotherapie unter glenohumeraler Zentrierung, Erhalt der Skapulabeweglichkeit im skapulothorakalen Gleitlager ohne Bewegungslimitierung (Skapulamobilisation), gelenknah und hubarm arbeiten (!), evtl. Schlingentisch, Traktion, Haltungsschule, Isometrie
Woche 1	Abtrainieren und Weglassen des Gilchristverbandes/ Armfix
Tag 11	Entfernung des Wundmaterials
Woche 3	Zunehmend aktive Beübung und Erarbeiten der freien Funktion der Schulter und Gleitmobilisation in alle Bewegungsrichtungen, KEINE Widerstände gegen langen Hebelarm (!), konzentrisches/exzentrisches Rotatorentraining, Delta-/Skapulastabilisierung
Woche 6	Mittelschwere körperliche Tätigkeiten OHNE Widerstand (!), Überkopfarbeiten
Woche 12	Schwere körperliche Tätigkeiten und Kontaktsport möglich

Subakromiale Dekompression (SAD), Arthroskopische/offene Resektion des Akromioclavikulargelenks (ARAC), Kalkextirpation

Hill-Sachs-Delle und schalenförmiges Glenoidfragment kaudal, entsprechend einer Bankartläsion

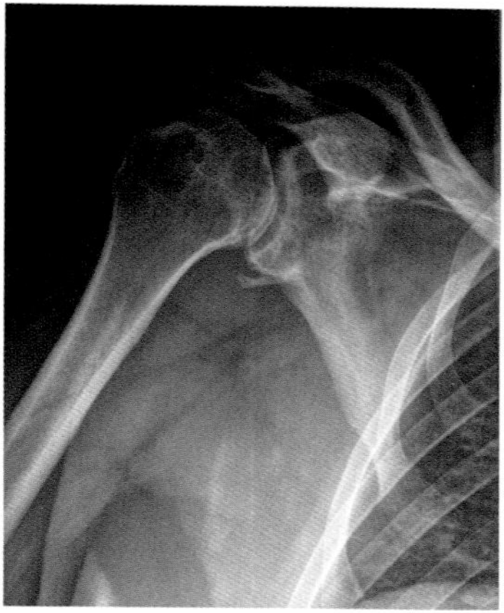

MRT-Schichtbild der Schulter zum Bankart-Repair

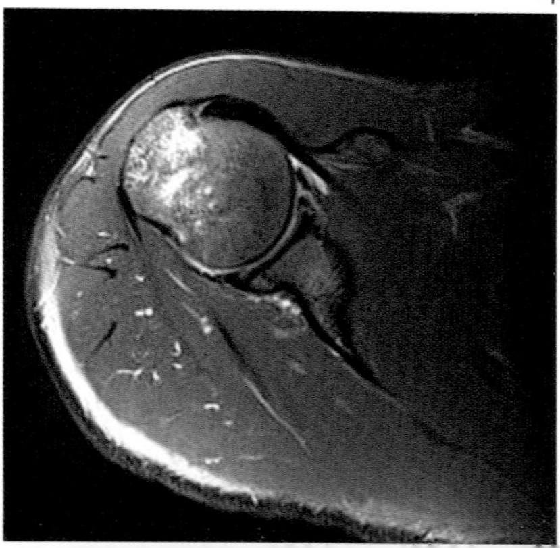

Zeit nach Op	Maßnahme
Im Op	Anlegen eines Gilchristverbandes/Armfix für 4 Wochen Tag und Nacht (!)
Tag 1	Im Liegen Lagerung des Oberarms auf einem Kissen (Schulter-Abduktionskissen in 60/30 Grad Abduktion/ Anteversion), aus Gilchristverband/Armfix schmerzadaptiert passiv-geführte frühfunktionelle Bewegungen maximal 30 Grad Anteversion und Abduktion, Adduktion bis Nullstellung, Innenrotation frei, KEINE Außenrotation und Retroversion (!), Skapulamobilisation, PNF-Umkehrbewegungen des Unterarms, Haltungsschule, Entstauungstherapie
Woche 4	Abtrainieren und Weglassen des Gilchristverbandes/ Armfix, passive schmerzadaptierte Physiotherapie mit kurzem Hebel bis 90 Grad Anteversion, 60 Grad Abduktion, Innenrotation frei, ggf. Wärmeanwendungen, KEINE Außenrotation und KEINE Retroversion (!)
Woche 7	Aufbelastung bis zur Vollbelastung und freie Beweglichkeit in allen Ebenen (Reihenfolge Anteversion, Abduktion, Außenrotation) erst passiv, dann aktiv, konzentrisches Rotatorentraining, Skapulamobilisation, Anleitung zu Eigenübungen (Theraband)
Woche 9	Muskelaufbautraining, Propiozeption, exzentrisches/-konzentrisches Rotatorentraining im geschlossenen System, dynamisch zentrierende Übungen im offenen/ geschlossenen System
Monat 4-8	Überkopfsport ab Monat 4, Kontaktsport ab Monat 8 möglich

4 Bankart-Repair an der Schulter, arthroskopisch

Hakenplattenosteosynthese bei lateraler Claviculafraktur rechts

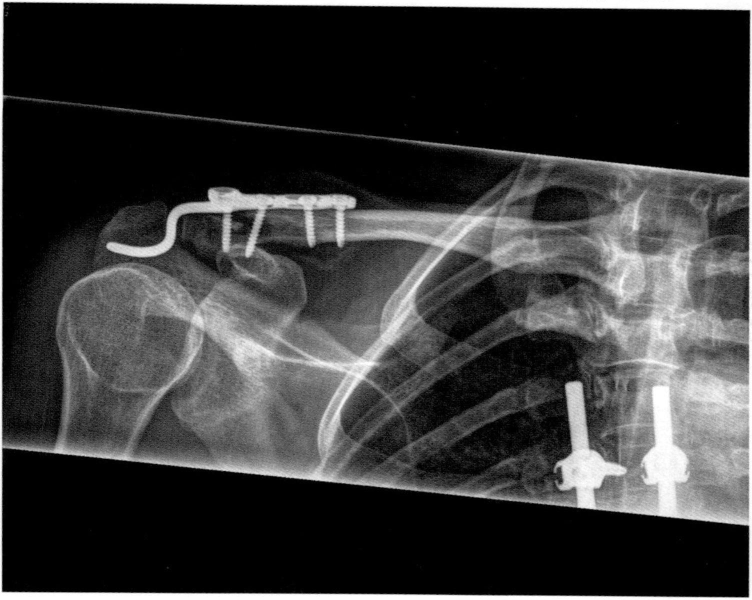

Zeit nach Op	Maßnahme
Tag 1	Beginn mit Physiotherapie bis maximal 90 Grad Anteversion und Abduktion, KEINE Belastung (!), Entstauungstherapie
Tag 7	Röntgenkontrolle, Physiotherapie bis maximal 90 Grad Anteversion und Abduktion weiter (3-4x/Woche ambulant)
Tag 11	Entfernung des Wundmaterials
Woche 3	Röntgenkontrolle, Physiotherapie bis maximal 90 Grad Anteversion und Abduktion weiter (3-4x/Woche ambulant)
Woche 6	Röntgenkontrolle, Physiotherapie weiter, mit Aufbelastung bis zur Vollbelastung und freies Bewegungsausmaß
Woche 12	Röntgenkontrolle und Materialentfernung möglich

Konservative Therapie einer Claviculafraktur
in der Claviculabandage (Rucksackverband)

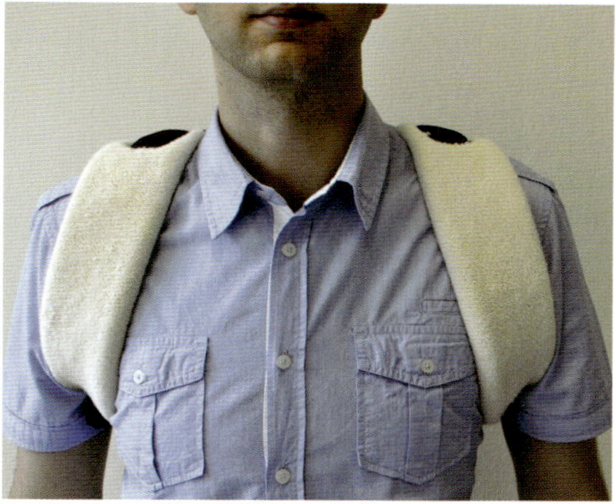

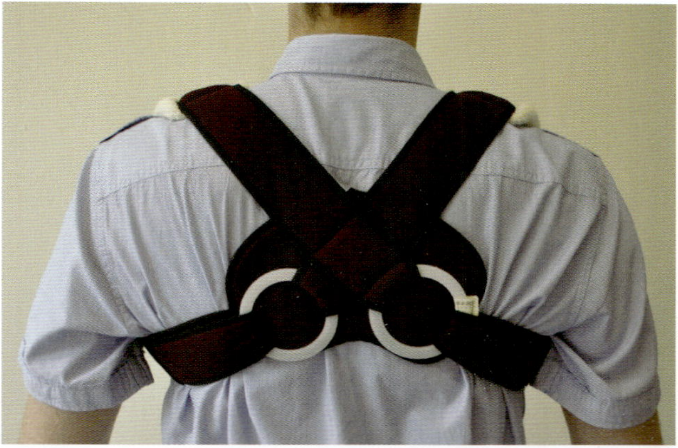

Zeit	Maßnahme
Unfalltag	Anlegen einer Claviculabandage (Rucksackverband) für 3-4 Wochen (bei Kindern 2-3 Wochen), Alternativ: Gilchristverband/Armfix zur Schmerztherapie für 1-2 Wochen WICHTIG: Regelmäßiges Nachziehen der Bandage/ des Verbandes (in Woche 1 TÄGLICH (!), auf Nervenläsionen und Durchblutungsstörungen achten (!))
Tag 2	Frühzeitiger Beginn mit physiotherapeutischer Beübung im schmerzfreien Bereich bis maximal 90 Grad Anteversion und Abduktion, KEINE Belastung (!), Entstauungstherapie
Tag 7	Röntgenkontrolle, bei sekundärer Dislokation → Op (!), Physiotherapie bis maximal 90 Grad Anteversion und Abduktion weiter (3-4x/Woche ambulant)
Woche 3	Röntgenkontrolle, Abtrainieren und Weglassen der Bandage/des Verbandes, Physiotherapie weiter
Woche 6	Röntgenkontrolle, Aufbelastung bis zur Vollbelastung nach Woche 8 und freies Bewegungsausmaß

(Nicht/gering dislozierte Fraktur ohne Verkürzung)

Claviculaschaftfraktur links

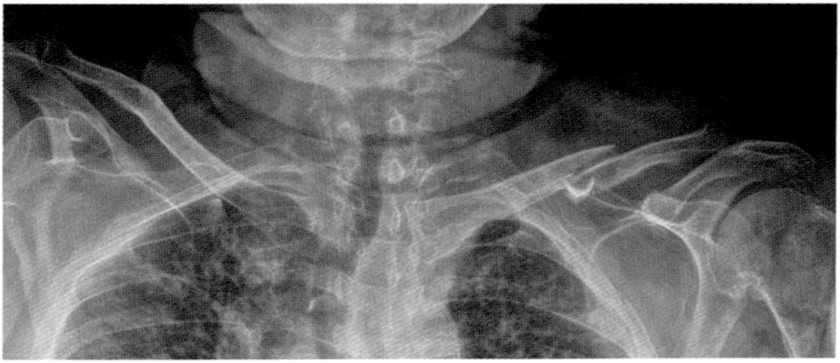

Mit Prevotnagel versorgte Claviculaschaftfraktur links

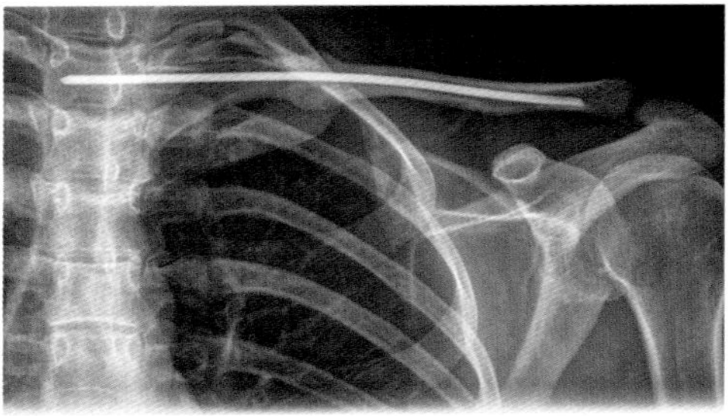

Winkelstabile Platte mit Zugschraube an der Clavicula rechts

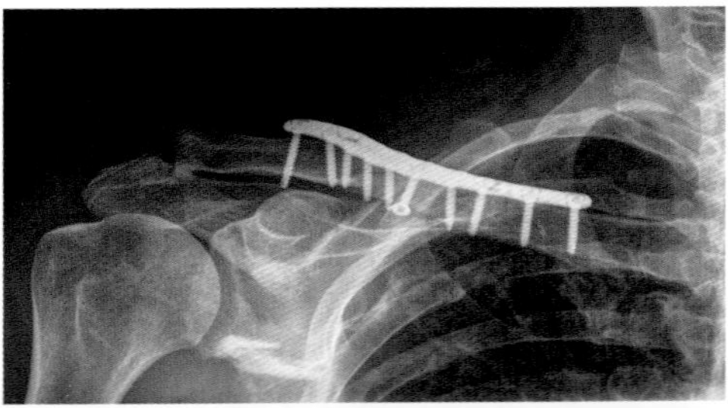

Zeit nach Op	Maßnahme
Tag 1	Beginn mit Physiotherapie bis maximal 90 Grad Anteversion und Abduktion, KEINE Belastung (!), Entstauungstherapie
Tag 7	Röntgenkontrolle, Physiotherapie bis maximal 90 Grad Anteversion und Abduktion weiter (3-4x/Woche ambulant)
Tag 11	Entfernung des Wundmaterials
Woche 3	Röntgenkontrolle, Physiotherapie weiter, dosierte Steigerung der Bewegung und ggf. dosierte Aufbelastung nach Röntgenbefund möglich
Woche 6	Röntgenkontrolle, Aufbelastung bis zur Vollbelastung und freies Bewegungsausmaß, Arbeitsfähigkeit je nach Beruf und Durchbauung der Fraktur wiederhergestellt
Woche 12	Röntgenkontrolle und Materialentfernung möglich

Arthroskopisch-transtendinöse PASTA-Rekonstruktion

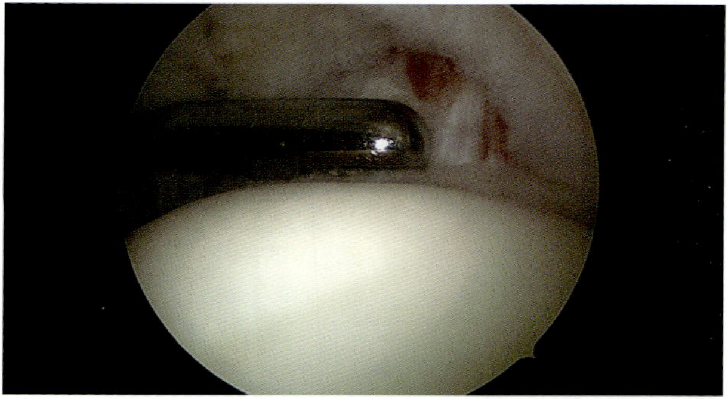

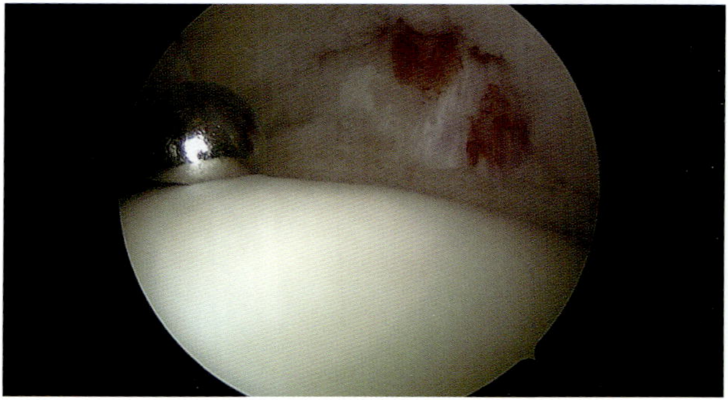

Zeit nach Op	Maßnahme
Im Op	Anlegen eines Gilchristverbandes/Armfix für 3 Wochen, ggf. Armabduktionskissen (im Liegen Lagerung des Oberarms auf einem Kissen zur Vermeidung der Extension (!))
Tag 1	Passive Physiotherapie mit 60 Grad Flexion und 60 Grad Abduktion, 10 Grad Außenrotation in der Skapulaebene. KEINE Retroversion (!), aktive und passive Beübung von Ellenbogen und Handgelenk, Kryotherapie
Tag 11	Entfernung des Wundmaterials
Woche 3	Abtrainieren und Weglassen des Gilchristverbandes/ Armfix, Steigerung der passiven Physiotherapie auf 100 Grad Flexion und 80 Grad Abduktion, 30 Grad Außenrotation in der Skapulaebene, Fortsetzung von Kryotherapie und ggf. Lymphdrainage, Arbeiten mit kurzem Hebel und gelenknahem Greifen, Schlingentisch und Mobilisation von Skapula, AC-Gelenk, SC-gelenk und BWS-Aufrichtung
Woche 5	Steigerung der passiven Physiotherapie auf 140 Grad Flexion und 90 Grad Abduktion, 45 Grad Außenrotation in der Skapulaebene, KEINE Widerstände (!), kurze Hebel und hubfreies Arbeiten
Woche 7	Freigabe der Funktion in allen Ebenen, konzentrisches Trainieren der Rotatorenmanschette, Eigenübungen (Schmerzgrenze beachten (!)), Optimierung der Propriozeption
Monat 6	Kontakt-/Überkopfsportarten möglich

8 Partielle artikularseitige Supraspinatussehnenruptur, operativ (ASK-transtendinöse PASTA-Rekonstruktion)

Lagerung des Arms im Schulterabduktionskissen

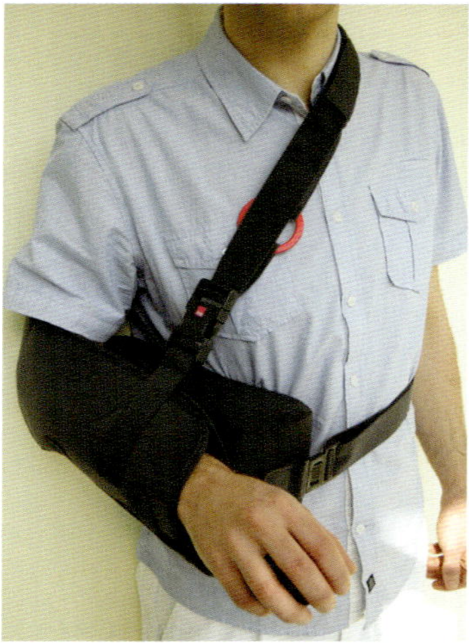

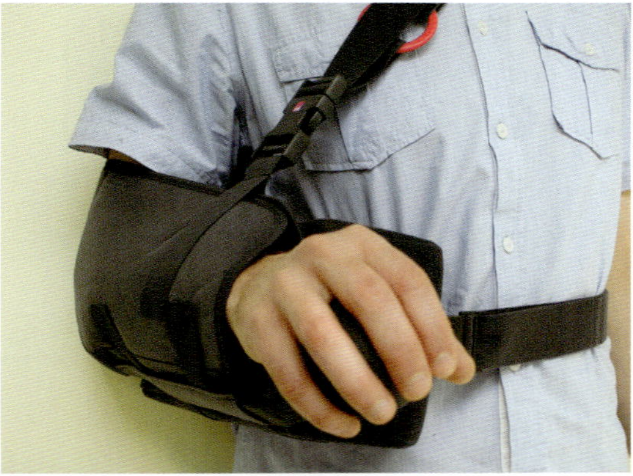

Zeit nach Op	Maßnahme
Im Op	Anlegen eines Gilchristverbandes/Armfix/Schulterabduktionskissens (SAK) bei nicht spannungsfreier Refixation für 6 Wochen (Vermeidung von Extension und KEINE Retroversion (!)) Bei Tenodese der langen Bicepssehne KEINE Ellenbogenflexion und Supination (!) gegen Widerstand für 6 Wochen
Tag 1	Mobilisierung über gesunde Seite, passiv-geführte frühfunktionelle Bewegungen im kurzen Hebel und gelenknahem Greifen bis 60 Grad Anteversion und Abduktion, KEINE Außenrotation und KEINE Innenrotation (!), assistierte PNF-Unterarmumkehr, Haltungsschule, Isometrie, Entstauungstherapie
Woche 3	Passive Bewegungserweiterung auf 90 Grad Anteversion und Abduktion, Außenrotation bis 30 Grad in Skapulaebene, KEINE aktive Innenrotation gegen Widerstand (!), passive Skapula-/Schultergürtelmobilisation, eigenständiges Pendeln in der Sagittalebene
Woche 6	Abtrainieren und Weglassen des Gilchristverbandes/Armfix/SAK, Beginn mit assistierter Physiotherapie bis 120 Grad Anteversion und Abduktion, 30 Grad Außenrotation in Skapulaebene, kurze Hebel und KEINE Widerstände (!)
Woche 7	Freie Schulterbewegung in allen Ebenen, konzentrisches Rotatorenmanschettentraining, Schulterblatttraining, Eigenübungen, Muskelkräftigung bis 5-10 kg
Woche 12	Muskelaufbautraining, Erhalt der Beweglichkeit, Propriozeption, Belastungssteigerung bis 25 kg
Monat 6	Überkopf-/Kontaktsportarten, Belastung > 25 kg möglich

9 Rotatorenmanschettenrefixation/ -rekonstruktion

CT-Schichtbild einer hinteren Schulterluxation

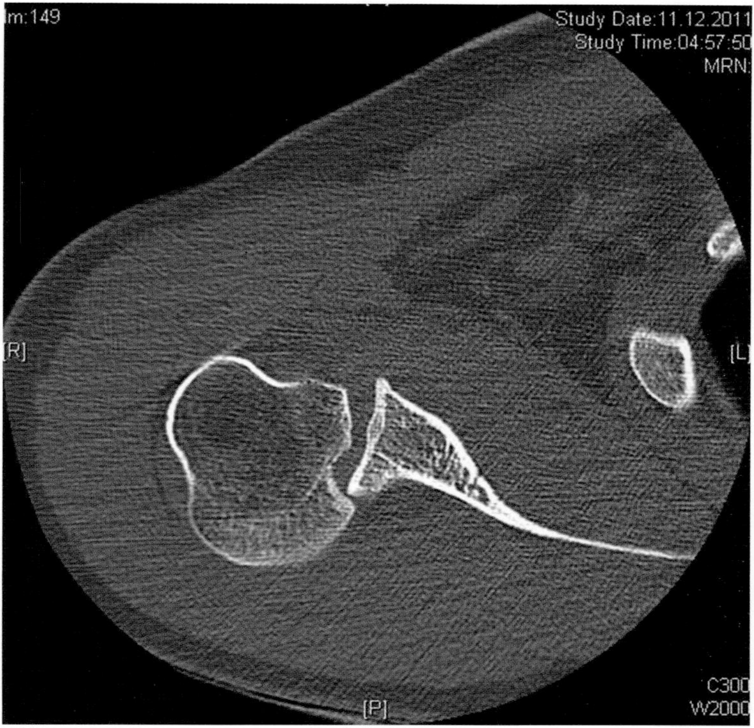

Zeit	Maßnahme
Unfalltag	Nach Reposition Anlegen eines Gilchristverbandes/ Armfix oder 15-Grad Abduktionskissen in Neutralrotation für maximal 14 Tage zur Schmerztherapie *Bei habitueller Luxation KEINE Ruhigstellung (!)*
Tag 1	Hand-/Fingerübungen, Isometrie, Skapulamobilisation und -stabilisierungsübungen *Bei habitueller Luxation Schulterblattzentrierende Übungen und dauerhaft KEINE Gewichte über 10 kg (!)*
Tag 3	Beginn mit aktiv-assistierten Bewegungsübungen, KEINE forcierte Innenrotation und KEINE Gewichte für 6 Wochen (!), Anteversion und Abduktion bis maximal 90 Grad und Außenrotation bis 30 Grad für 6 Wochen
Tag 14	Abtrainieren und Weglassen des Gilchristverbandes/ Armfix
Woche 6	Dosierte Aufbelastung und volles aktives Bewegungsausmaß bis Woche 8
Monat 3	Kontakt- und Kampfsportarten wieder möglich

Vordere Luxation des Humeruskopfes

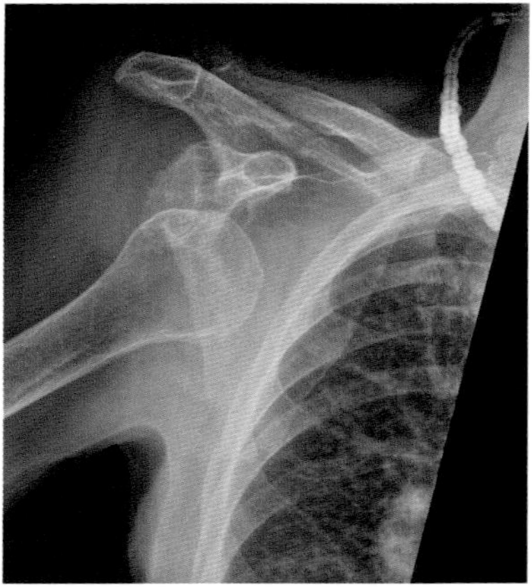

Regelrechte Artikulation des Humeruskopfes
mit der Cavitas glenoidalis nach Reposition

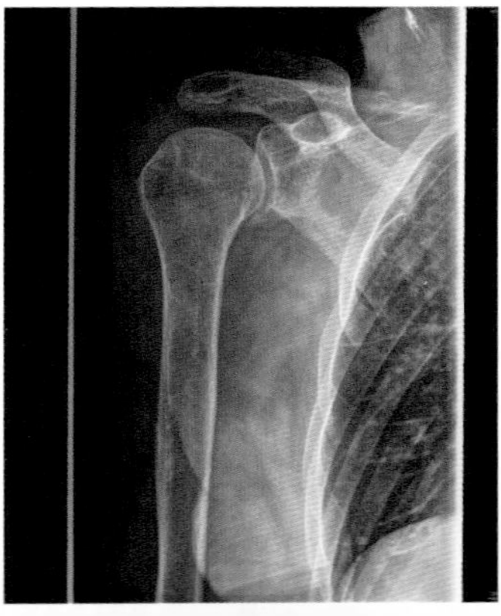

Zeit	**Maßnahme**
Unfalltag	Nach Reposition Anlegen eines Gilchristverbandes/Armfix für maximal 14 Tage zur Schmerztherapie, KEINE Retroversion und KEINE Gewichte für 6 Wochen (!) *Cave: Bei habitueller/rezidivierender Luxation frühere Mobilisation möglich!*
Tag 1	Hand-/Fingerübungen, Isometrie, Skapulamobilisation und -stabilisierungsübungen
Tag 3	Beginn mit aktiv-assistierten Bewegungsübungen, Anteversion und Abduktion bis maximal 90 Grad und Außenrotation bis 30 Grad für 6 Wochen (!)
Tag 10	Abtrainieren und Weglassen des Gilchristverbandes/ Armfix
Woche 6	Aufbelastung und volles aktives Bewegungsausmaß *Cave: Bei habitueller/rezidivierender Luxation dauerhaft keine Gewichte > 10 kg tragen (!)*
Monat 3	Kontakt- und Kampfsportarten wieder möglich

Lagerung des Arms im Schulterabduktionskissen

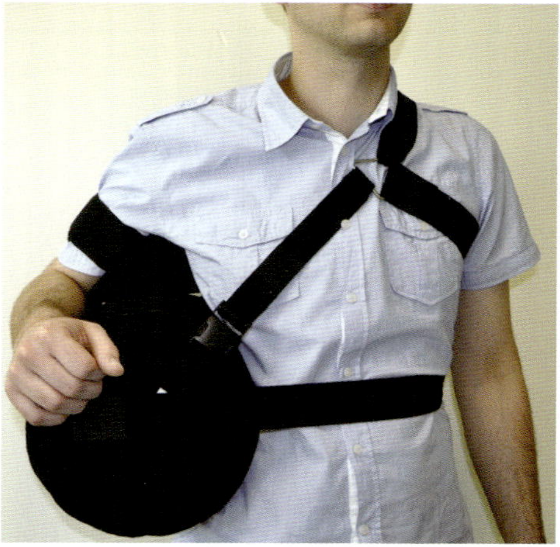

Operative Versorgung einer Oberarmkopftrümmerfraktur
mit einer Schulterprothese

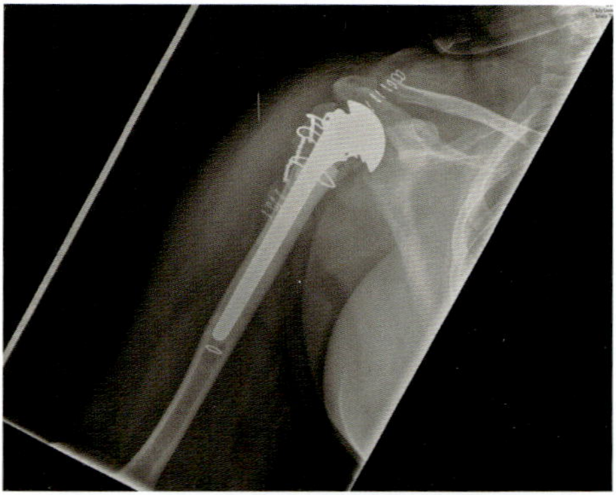

Zeit nach Op	Maßnahme
Im Op	Lagerung des Arms auf einem Abduktionskissen in 40-60 Grad Abduktion und neutraler Rotation (im Liegen keine Extension (!)) für 6 Wochen, ggf. Gilchristverband/Armfix zur Nacht
Tag 1	Assistiert-geführte Pendelübungen unter Abnahme des Kissens, Anteversion und Abduktion schmerzadaptiert bis maximal 60 Grad ohne weiterlaufende Bewegungen des Schultergürtels, geführte Außenrotation bis 20 Grad (Bewegungsausmaß für 4 Wochen beibehalten zur knöchernen Einheilung der Tubercula (!)), Arbeiten mit kurzem Hebel und gelenknahem Greifen, Entstauungstherapie
Tag 7	Röntgenkontrolle
Tag 11	Entfernung des Wundmaterials
Woche 3 und 4	Röntgenkontrolle, aktive-hubfreie Bewegungen, ggf. Schlingentisch, Humeruskopfzentrierung, Haltungsschule, Abtrainieren und Weglassen des Abduktionskissens und Armschlinge (in Woche 4)
Woche 6	Röntgenkontrolle, assistiert-geführte Bewegungen bis 90 Grad Anteversion und Abduktion, Außenrotation bis 30 Grad ohne weiterlaufende Schulterbewegung
Woche 8	Röntgenkontrolle, Steigerung zu voller aktiver Beweglichkeit und Funktion schmerzfrei, Übergang gegen Schwerkraft und mit langem Hebel, Muskelaufbautraining (Stützkraft), Eigenübungen
Monat 3-6	Vollbelastung ab Monat 3, Sport ab Monat 6 möglich

Festigkeit der Tubercula/RM-Ansätze entscheidet über Nachbehandlung!

Mit 3 Schrauben glenoidal verankerte inverse Schulterprothese

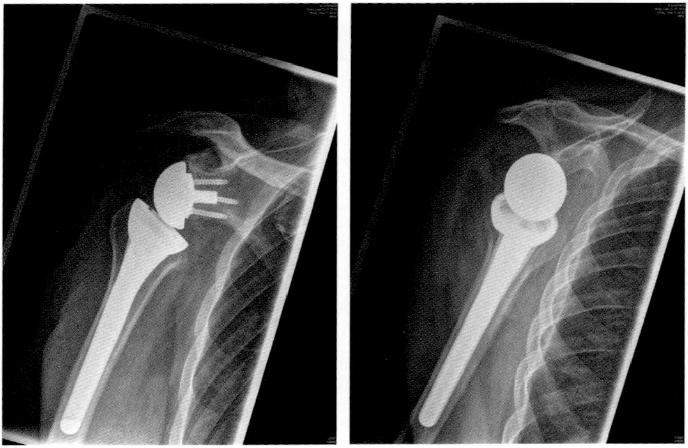

Zeit nach Op	Maßnahme
Im Op	Anlegen eines Gilchristverbandes/Armfix für 3 Wochen
Tag 1	Assistiert-geführte Pendelübungen aus Gilchrist-verband/Armfix heraus, Anteversion und Abduktion schmerzadaptiert bis maximal 60 Grad, Haltungsschule, Entstauungstherapie, Skapulamobilisation, KEINE forcierten Rotationsübungen (KEINE Außen-/Innenrotation und KEINE Belastung für 6 Wochen (!)), Arbeiten mit kurzem Hebel und gelenknahem Greifen
Tag 7	Röntgenkontrolle, je nach Rekonstruktions-/Erhaltungszustand der Rotatorenmanschette ggf. Steigerung der Beweglichkeit bis 90 Grad Anteversion/Abduktion
Tag 11	Entfernung des Wundmaterials
Woche 3	Gilchristverband/Armfix nur noch nachts, aktiv-assistierte schmerzadaptierte Steigerung des hubfreien Bewegungsumfangs auf 90 Grad Anteversion und Abduktion
Woche 6	Zunehmende schmerzadaptierte Belastungssteigerung vom kurzen zum langen Hebel bis zum vollen Bewegungsausmaß, zunächst Erarbeiten der freien Anteversion, aktive Innenrotation, Außenrotation passiv-geführt 20 Grad, Muskelaufbautraining (Schulterblattmuskulatur), PNF, ggf. Bewegungsbad, ggf. Schlingentisch, Erhalt der Beweglichkeit, Propriozeption, Anleitungen zu Eigenübungen (Theraband)
Monat 3-6	Lastentragen ab Monat 3, Sport ab Monat 6 möglich

Rotatorenmanschette bis auf M. subscapularis erhalten; wichtig bei Physiotherapie gute muskuläre Zentrierung!

13 Schulterprothese (Omarthrose)

Skapulablattfraktur mit begleitender Claviculaschaftfraktur

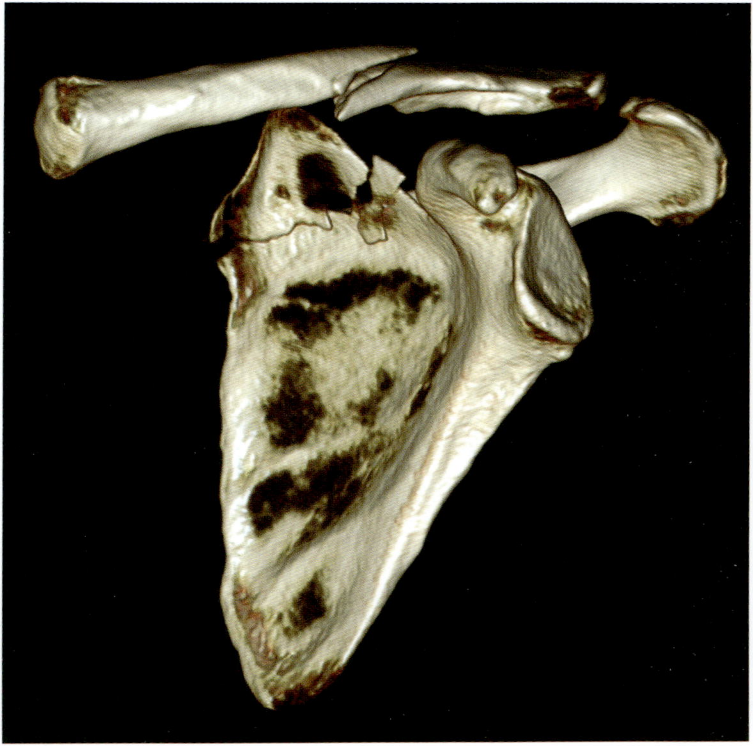

Zeit	Maßnahme
Unfalltag	Anlegen eines Gilchristverbandes/Armfix für 3 Tage zur Analgesie (maximal für 1 Woche (!))
Tag 1	Beginn mit Finger- und Handübungen, vorsichtiger Beginn mit dosierten Pendelübungen, KEINE Gewichte für 6 Wochen (!)
Tag 7	Röntgenkontrolle, Abtrainieren und Weglassen des Gilchristverbandes/Armfix (ggf. auch schon ab Tag 3 möglich (!)) und Beginn mit geführten assistierten Bewegungen
Woche 3	Röntgenkontrolle, Steigerung der geführten assistierten Bewegungen
Woche 6	Röntgenkontrolle, Aufbelastung und freie Beweglichkeit nach Woche 8
Monat 3	Sport möglich, Kontakt- und Kraftsport/Überkopf ab Monat 6 möglich

Arthroskopisches SLAP-Repair an der Schulter

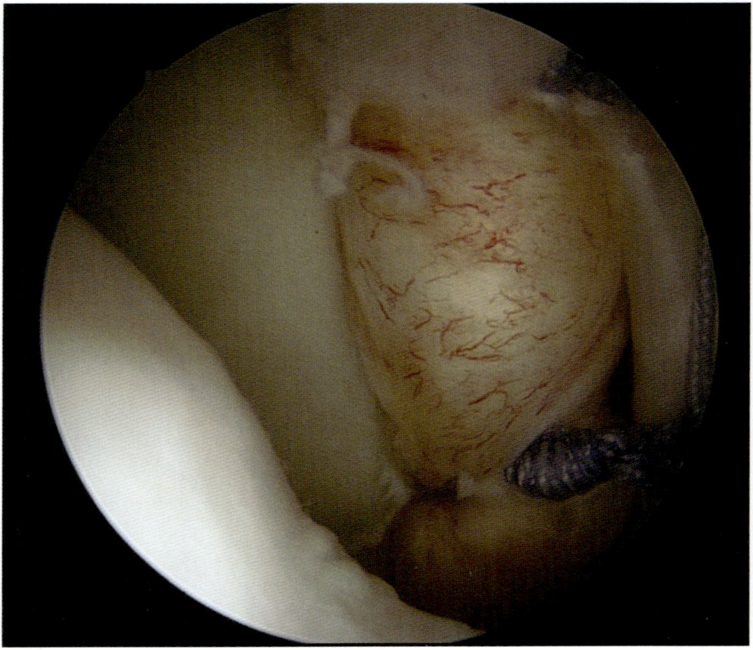

Zeit nach Op	Maßnahme
Im Op	Anlegen eines Gilchristverbandes/Armfix für 4 Wochen Tag und Nacht (!)
Tag 1	Im Liegen Lagerung des Oberarms auf einem Kissen (Schulterabduktionskissen in 60/30 Grad Abduktion/Anteversion), aus Gilchristverband/Armfix schmerzadaptiert passiv-geführte frühfunktionelle Bewegungen bis maximal 45 Grad Anteversion und Abduktion, Außenrotation 0 Grad, KEINE Retroversion (!), Innenrotation frei, Skapulamobilisation, PNF Umkehrbewegungen des Unterarms, Haltungsschule, Entstauungstherapie
Woche 4	Abtrainieren und Weglassen des Gilchristverbandes/ Armfix, schmerzadaptiert assistierte Physiotherapie mit kurzem Hebel bis 90 Grad Anteversion und Abduktion, Außenrotation 0 Grad, Innenrotation frei, KEINE Retroversion (!), ggf. Wärmeanwendungen
Woche 7	Aktive Aufbelastung bis zur Vollbelastung und freie Beweglichkeit in allen Ebenen (Reihenfolge Ante, Abd, AR), konzentrisches Rotatorentraining, Skapulamobilisation, Anleitung zu Eigenübungen (Theraband), ggf. Bewegungsbad
Woche 9	Muskelaufbautraining, Propiozeption, exzentrisches/-konzentrisches Rotatorentraining im geschlossenen System, dynamisch zentrierende Übungen im offenen/ geschlossenen System
Monat 4-6	Überkopfsport nach Monat 4, Kontaktsport nach Monat 6 möglich

Armfix/Schulterbandage rechts zur Ruhigstellung des Arms

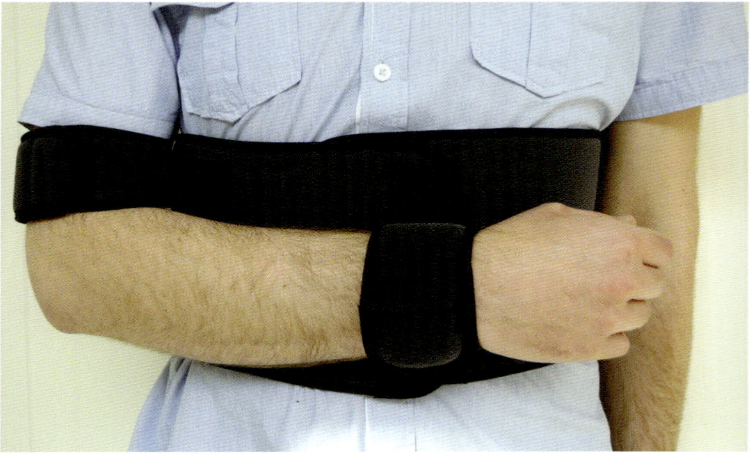

Zeit	Maßnahme
Unfalltag	Anlegen eines Gilchristverbandes/Armfix für 7 Tage
Tag 1	Beginn mit Finger- und Handübungen, Skapulamobilisations- und -stabilisierungsübungen, Halteschule, Bewegungsbad
Tag 3	Beginn mit geführten Bewegungen in allen Ebenen, Abduktion bis maximal 90 Grad, KEINE Außen- und Innenrotation für 3 Wochen (!), KEINE Gewichte für 6 Wochen (!)
Tag 7	Abtrainieren und Weglassen des Gilchristverbandes/ Armfix
Woche 3	Freie Beweglichkeit in allen Ebenen
Woche 6	Aufbelastung bis zur Vollbelastung in Woche 8 und freie Beweglichkeit, Kontaktsport ab Monat 3 möglich

MRT-Schichtbild einer Subscapularissehnenruptur zur operativen Versorgung

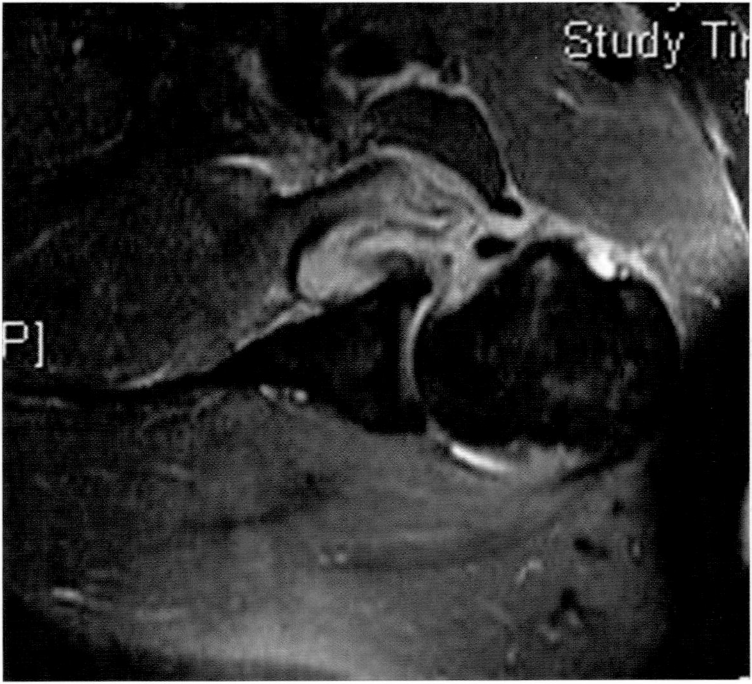

Zeit nach Op	Maßnahme
Im Op	Anlegen eines Gilchristverbandes/Armfix für 3 Wochen
Tag 1	Beginn mit Finger- und Handübungen, Skapulamobilisations- und -stabilisierungsübungen, Halteschule, Bewegungsbad
Tag 3	Armbewegungsstuhl, Beginn mit geführten assistierten Bewegungen aus dem Gilchristverband/Armfix heraus mit Anteversion und Abduktion bis maximal 60 Grad, Adduktion und Retroversion funktionell, KEINE Gewichte für 6 Wochen (!)
Tag 14	Steigerung der geführten assistierten Bewegungen aus dem Gilchristverband/Armfix heraus mit Anteversion und Abduktion bis maximal 90 Grad
Woche 3	Abtrainieren und Weglassen des Gilchristverbandes/ Armfix
Woche 6	Aufbelastung und freie Beweglichkeit
Monat 6	Sport möglich, Kontakt- und Kraftsport/Überkopf ab Monat 6 möglich

17 Subscapularissehnenruptur, operativ

Intraoperatives Bild einer ventralen Schulterstabilisierung

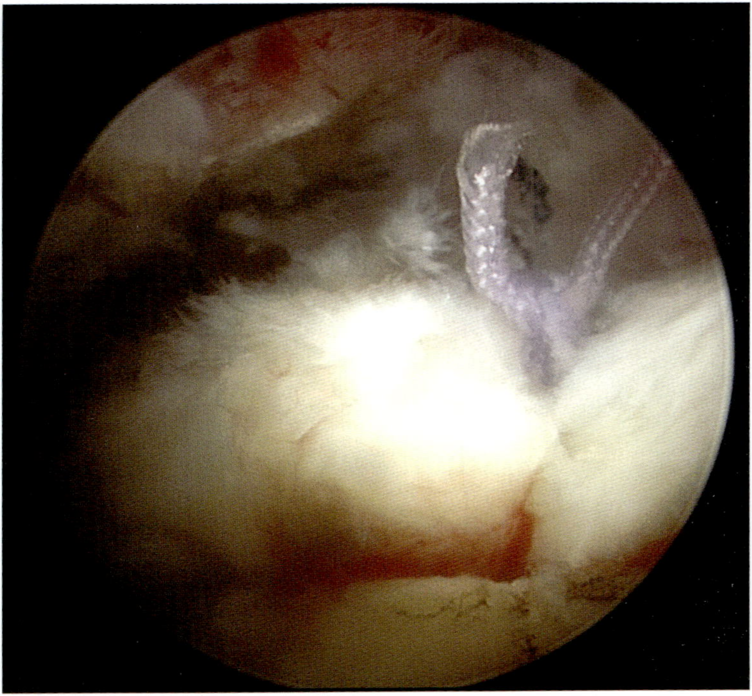

Zeit nach Op	Maßnahme
Im Op	Anlegen eines Gilchristverbandes/Armfix für 6 Wochen
Tag 1	Im Liegen Lagerung des Arms auf einem Kissen (60/30 Grad Abduktion/Anteversion; Vermeidung der Extension (!)), Kryotherapie, Entstauungstherapie, PNF-Unterarmumkehr, Haltungsschule
Tag 2	Aus Gilchristverband/Armfix heraus passiv-geführte frühfunktionelle Bewegungen bis 60 Grad Anteversion und Abduktion, Retroversion und Außenrotation bis 0 Grad, KEINE aktive Innenrotation (!), sonst frei
Tag 11	Entfernung des Wundmaterials
Woche 3	Passiv-assistierte Bewegungen bis 90 Grad Anteversion und Abduktion, Außenrotation bis 0 Grad, Innenrotation frei
Woche 6	Abtrainieren und Weglassen des Gilchristverbandes/ Armfix (ggf. nur noch nachts), assistierte Physiotherapie im kurzen Hebel bis 120 Grad Anteversion und Abduktion, Außenrotation bis 20 Grad in Skapulaebene
Woche 7	Aktiv-passive Funktion in allen Ebenen in Reihenfolge Ante, Abd und AR, konzentrisches Rotatorentraining, Skapulatraining, Eigenübungen
Monat 3	Erhalt der Beweglichkeit, Muskelaufbautraining/ Ausdauer, Propriozeption, exzentrisches/konzentrisches Rotatorentraining im geschlossenen System, dynamisch-zentrierende Übungen, sportspezifische Übungen
Monat 4-8	Überkopfsport ab Monat 4, Kontaktsport ab Monat 8 möglich

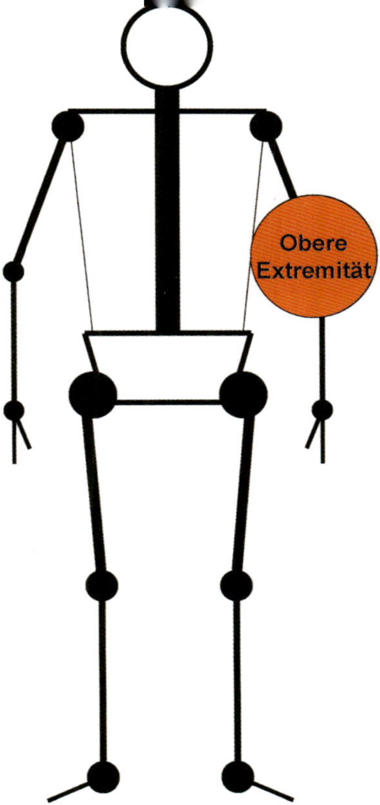

Obere Extremität

Klinisches Bild einer distalen Bicepssehnenruptur rechts

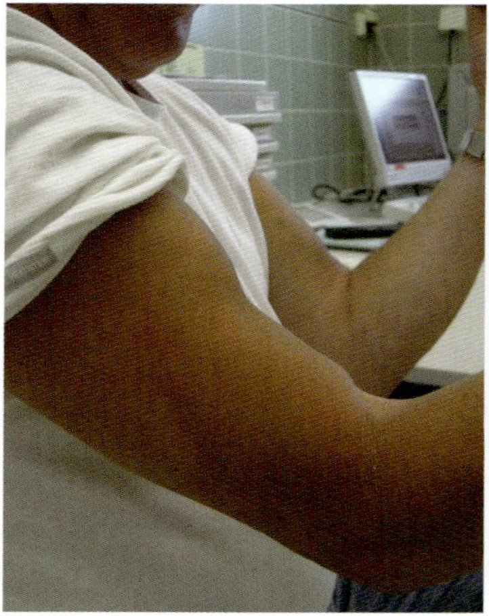

Refixation der distalen Bicepssehne mittels Endobutton

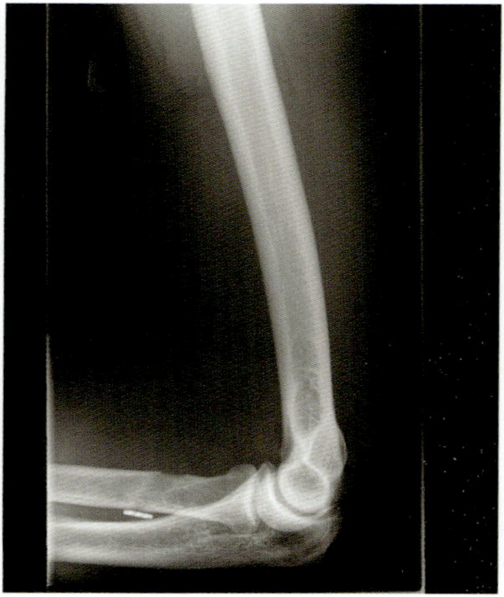

Operative Versorgung einer distalen Bicepssehnenruptur

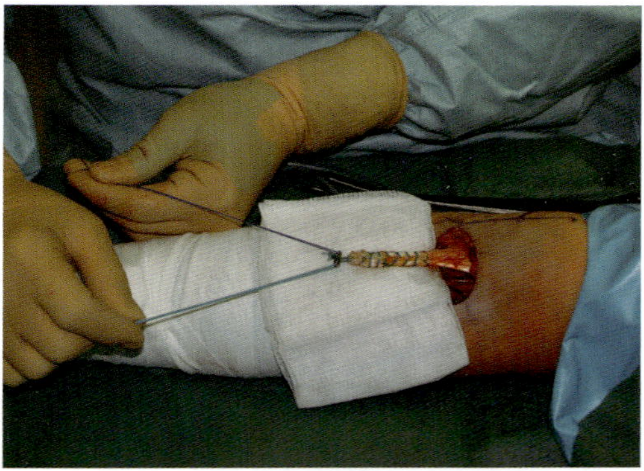

Zeit nach Op	Maßnahme
Im Op	Anlegen eines Oberarmgipses und Ruhigstellung für 3 Wochen während der Nacht
Woche 1-3	Frühe funktionelle Physiotherapie, Statische Muskelarbeit, Haltungsschule, Kontrolle von Finger- und Schulterbeweglichkeit
Tag 11	Entfernung des Wundmaterials
Woche 4	Ende der Ruhigstellung und Weglassen des Gipses, Beginn mit der Beübung, Ellenbogenflexion assistiert geführt ohne Einschränkung, Ellenbogenextension aktiv bis zur Schmerzgrenze, Pronation funktionell ohne Einschränkung, Supination bis zur Schmerzgrenze
Woche 5	Beübung der Flexion und Extension im Ellenbogen passiv und aktiv, Pronation und Supination ebenfalls aktiv und passiv
Woche 12	Krafttraining für den M. biceps und dosierte Aufbelastung

19 Bicepssehnenruptur (distal), operativ

(transossäre Refixation)

Luxationsfraktur des Ellenbogengelenks,
Fraktur des Radiusköpfchens und des Processus coronoideus

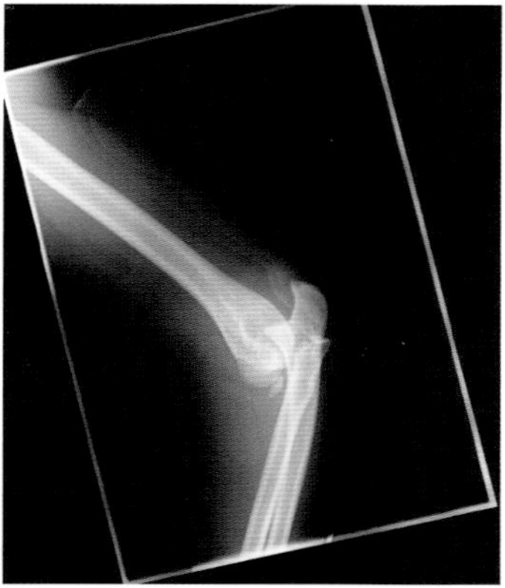

Schraubenosteosynthetisch versorgte Radiusköpfchenfraktur,
Refixationsschrauben am Epikondylus medialis und lateralis humeri

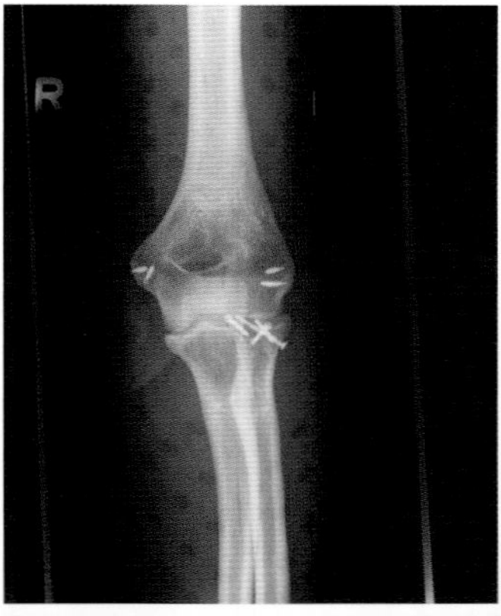

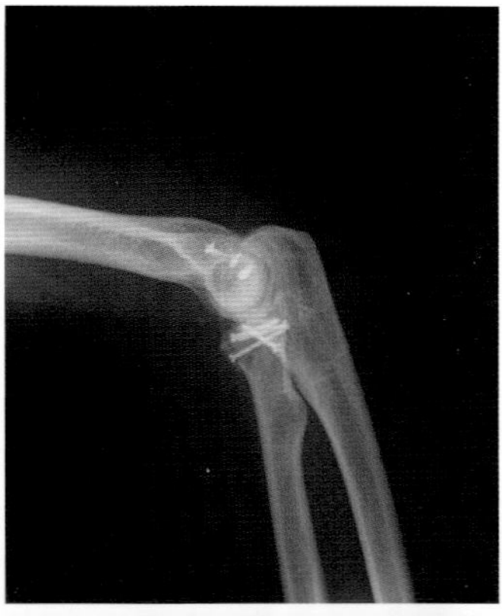

Zeit nach Op	Maßnahme
Im Op	Anlegen einer Oberarmbewegungsorthese für 3 bis 6 Wochen
Tag 1	Abschwellende Maßnahmen, Entstauungstherapie
Tag 3	Geführte achsengerechte Beuge- und Streckübungen (20-30 Grad Streckdefizit belassen (!)), Umwendungen, Finger- und Schulterkontrolle, KEIN Varus- oder Valgusstress (!), KEINE Gewichte für 3 Monate (!), ggf. Kompressionshandschuh *(Wenn stabil, partiell instabil Beugung/Streckung und vorsichtige Unterarmdrehung (!))*
Tag 11	Entfernung des Wundmaterials
Woche 3	Röntgenkontrolle, funktionelle Krankengymnastik unter Vermeidung von Varus- und Valgusstress *(Wenn stabil, partiell instabil Abtrainieren und Weglassen der Oberarmbewegungsorthese und funktionelle Krankengymnastik (!))*
Woche 6	Röntgenkontrolle, Abtrainieren und Weglassen der Oberarmbewegungsorthese, Aufbelastung und freie Beweglichkeit
Monat 3	Gewichtsbelastung möglich, Sport möglich

Kombinierte Plattenosteosynthese und Transfixation bei Galeazzifraktur

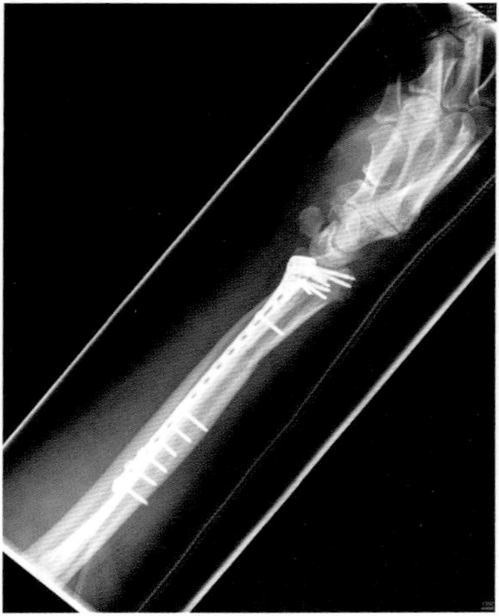

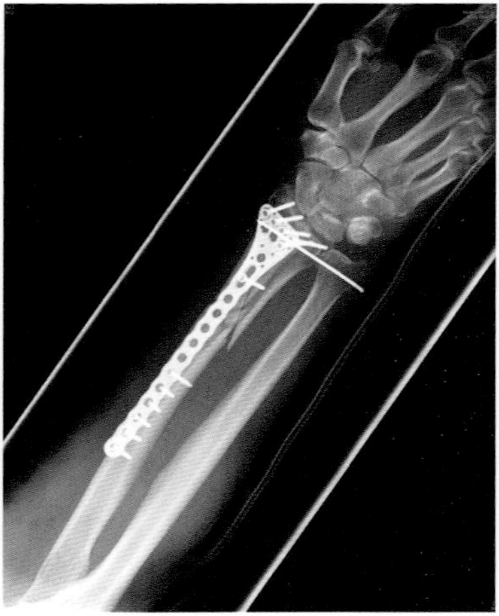

Zeit nach Op	Maßnahme
Im Op	Anlegen einer Oberarmgipsschiene für 3-5 Wochen
Tag 1	1. Bei stabiler Radiusplattenosteosynthese: Sofort schmerzadaptiert aktive Ellenbogen- und Handgelenksbewegungsübungen aus der Gipsschiene heraus, KEINE Pro-/Supination und KEINE Ulnar- und Radialabduktion (!), Entstauungstherapie 2. Bei Transfixation des Radioulnargelenks: 6 Wochen Gips und Übung nur der Fingergelenke, Entstauungstherapie
Tag 7	Röntgenkontrolle, zunehmend aktiv-assistierte Bewegungsübungen OHNE Rotation und Belastung (!)
Tag 11	Entfernung des Wundmaterials
Woche 3	Röntgenkontrolle, Abtrainieren und Weglassen der Gipsschiene, aktive Bewegungsübungen einschließlich Umwendbewegungen wenn keine Transfixation
Woche 6	1. Röntgenkontrolle, Aufbelastung, ggf. Ergotherapie 2. Bei Transfixation des Radioulnargelenks: Entfernung der Transfixation, Abtrainieren und Weglassen der Gipsschiene und Beginn mit physiotherapeutischer Beübung und zügige Aufbelastung
Monat 3	Sportbelastung möglich, Kontaktsport und Kampfsport ab Monat 6 möglich

Radiusschaftfraktur mit Sprengung des distalen Radio-Ulnargelenks

Konservativ versorgte Humerusschaftfraktur links
mit Durchbauung am Ende der Therapie

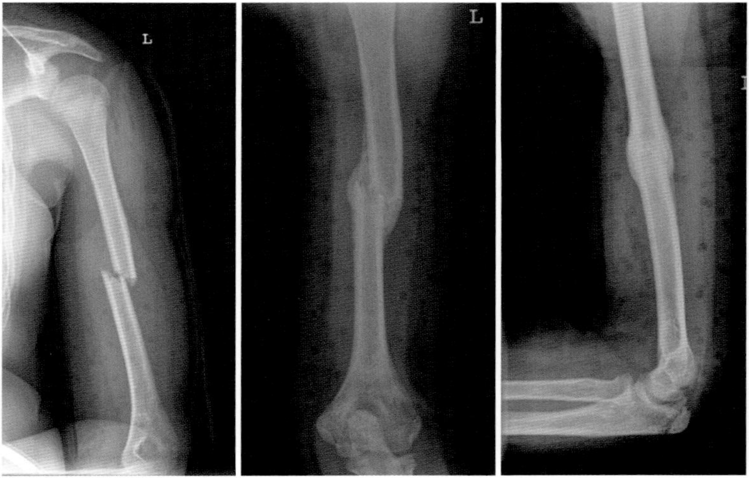

Zeit	Maßnahme
Unfalltag	Anlegen eines Oberarmschlingenverbandes (z.B. Gilchrist, Armfix, Dessault, ggf. mit Gipsverstärkung) für 2 Wochen
Tag 7	Röntgenkontrolle, Beginn mit Ko-Kontraktionen der Beuge- und Streckmuskulatur
Woche 2	Wechsel in einen Oberarmbrace für 4 Wochen (Regelmäßiges Nachwickeln des Brace (!)), Beginn mit aktiv-assistiert geführten Bewegungen im Schulter- und Ellenbogengelenk im Brace ohne Belastung, intensive Ko-Kontraktionen, KEINE Rotation in der Schulter (!)
Woche 3	Röntgenkontrolle
Woche 6	Röntgenkontrolle, Abtrainieren und Weglassen des Brace, in Abhängigkeit der knöchernen Heilung Beginn mit Physiotherapie gegen Widerstand, Aufbelastung bis zur Vollbelastung, Beginn mit Rotation der Schulter, Fortsetzung der Ko-Kontraktionen der Beuge- und Streckmuskulatur
Monat 3	Sport möglich

Osteosynthetische Versorgung einer Humerusspiralfraktur mit Marknagelung

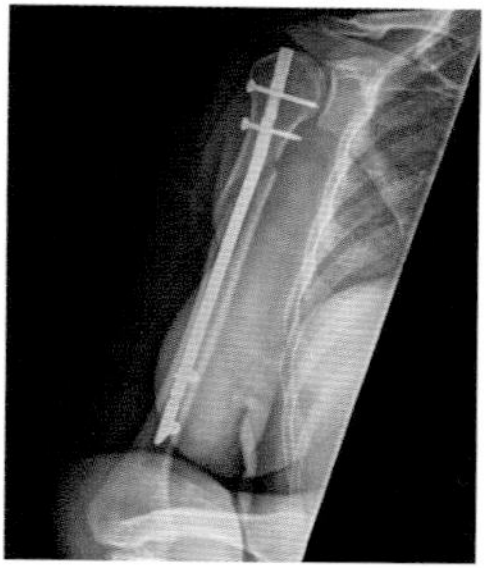

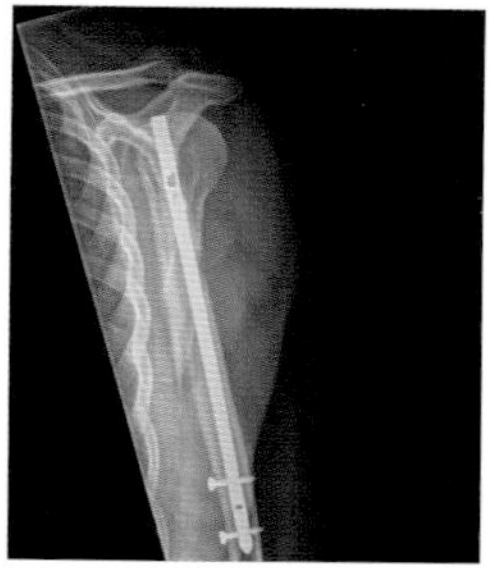

Versorgung mittels Plattenosteosynthese (2 Beispiele)

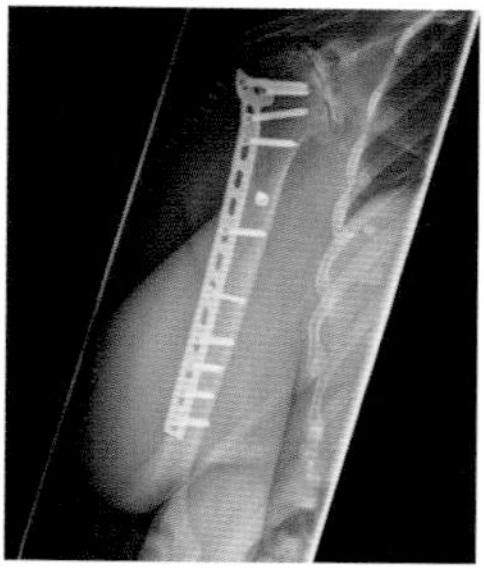

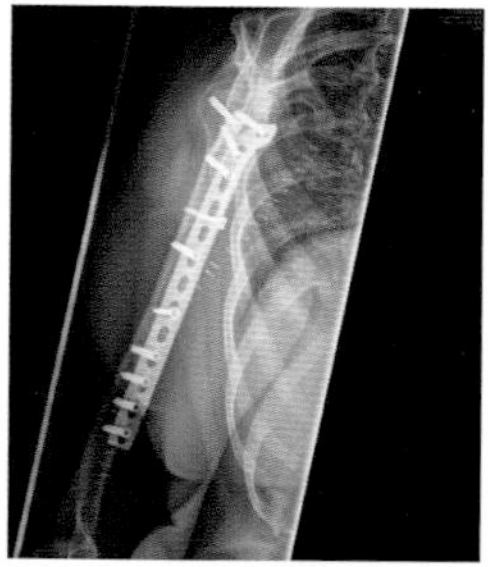

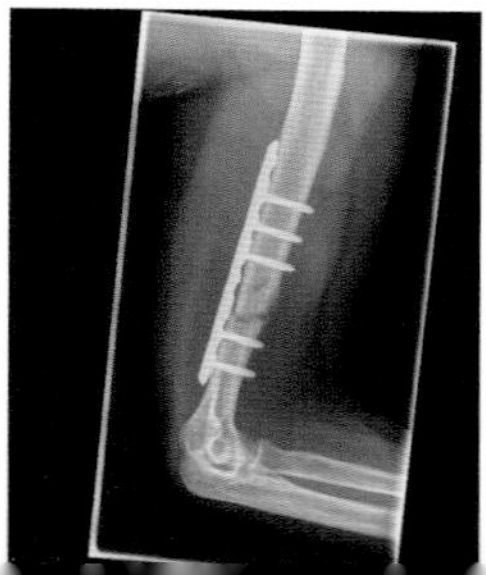

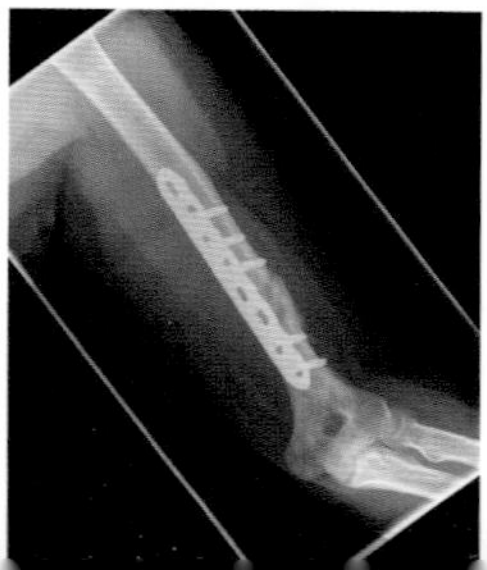

Zeit nach Op	**Maßnahme**
Im Op	Anlegen eines elastischen Wickels (vorsichtiges Halten des frakturierten Arms im Op → Lagerungsschaden N. radialis (!))
Tag 1	Sofort funktionelle aktiv-assistierte Bewegungsübungen ohne Belastung (für 6 Wochen), Ko-Kontraktionen der Beuge- und Streckmuskulatur, Entstauungstherapie *(Bei N. radialis-Naht Radialislagerungsschiene/Thermoplast-Schiene (!))*
Tag 7	Röntgenkontrolle, ggf. Oberarmkompressionshandschuh
Tag 11	Entfernung des Wundmaterials *(Bei N. radialis-Naht Neurophysiologie (!))*
Woche 3	Röntgenkontrolle
Woche 6	Röntgenkontrolle, in Abhängigkeit der knöchernen Heilung Beginn mit Physiotherapie gegen Widerstand, Belastungssteigerung bis zur Vollbelastung *(Bei N. radialis-Naht Neurophysiologie; bei ausbleibender Erholungstendenz N. radialis ggf. Radialisersatz-Operation (!))*
Monat 3	Sport möglich, KEINE Materialentfernung *(Bei N. radialis-Naht Neurophysiologie in Monat 6 (!))*

23 Humerusschaftfraktur, operativ

Durch K-Draht und Schraube transfixiertes distales Radio-Ulnargelenk

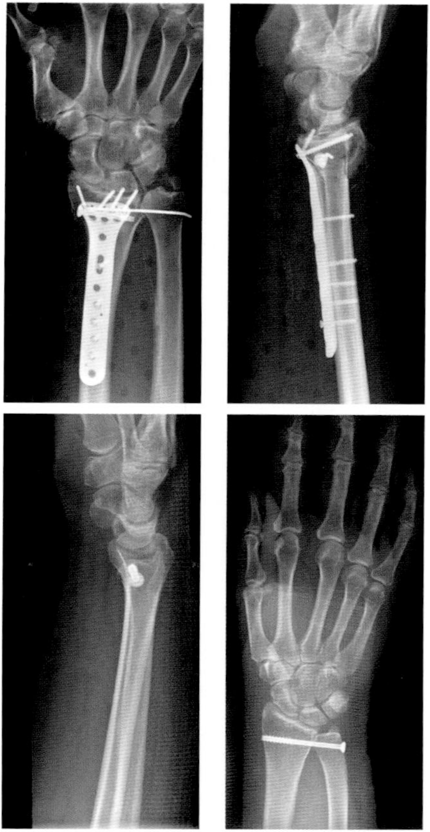

Zeit nach Op	Maßnahme
Im Op	Anlegen einer Oberarmgipsschiene für 6 Wochen
Tag 1	Beginn mit Finger- und Schulterübungen in der Gipsschiene, KEINE Beübung außerhalb der Gipsschiene (insbesondere KEINE Umwendbewegungen (!))
Tag 7	Röntgenkontrolle
Tag 11	Entfernung des Wundmaterials
Woche 3	Röntgenkontrolle
Woche 6	Röntgenkontrolle, bei Transfixation Entfernung der Transfixation, Abtrainieren und Weglassen der Oberarmgipsschiene, Beginn mit Bewegungsübungen und zügige Aufbelastung
Monat 3	Sportbelastung möglich (Kampf-, Kontakt- und Rückschlagsportarten ab Monat 6 möglich)

Zwei Beispiele der osteosynthetischen Versorgung einer Monteggiafraktur mit Plattenosteosynthesen

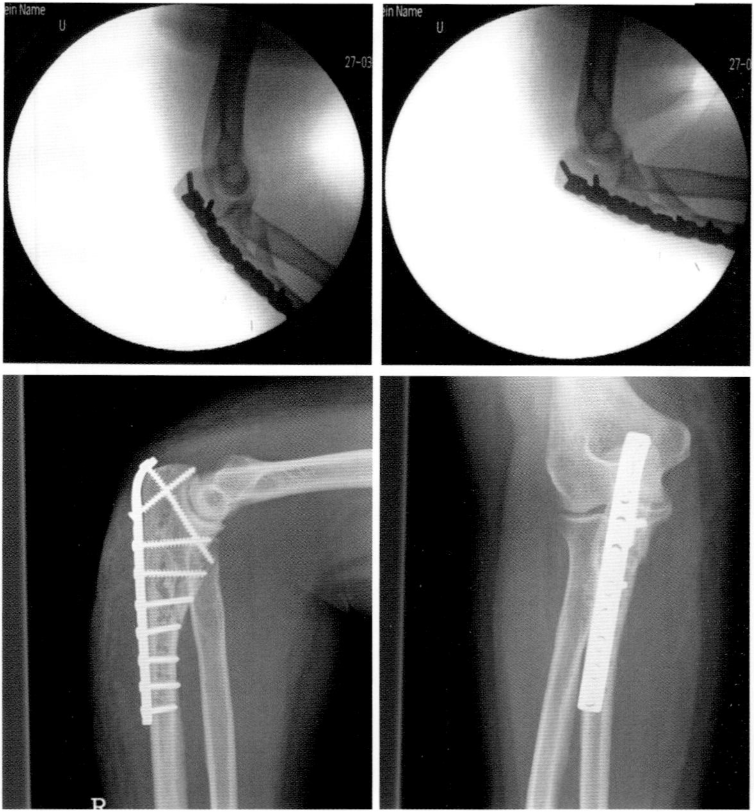

Zeit nach Op	**Maßnahme**
Im Op	Anlegen einer Oberarmgipsschiene (für 3 Wochen)
Tag 1	Sofort schmerzadaptierte Bewegungsübungen (Flexion/Extension) des Ellenbogens ohne Umwendung und Belastung, KEINE Pro- und Supination (!), Entstauungstherapie
Tag 7	Röntgenkontrolle, zunehmend aktiv-assistierte Bewegungsübungen (Flexion/Extension) OHNE Umwendung und Belastung (!), KEINE Pro- und Supination (!), ggf. Kompressionshandschuh
Tag 11	Entfernung des Wundmaterials
Woche 3	Röntgenkontrolle, Abtrainieren und Weglassen der Gipsschiene, aktive Bewegungsübungen einschließlich Rotation
Woche 6	Röntgenkontrolle, Aufbelastung, ggf. Ergotherapie
Monat 3	Sportbelastung möglich, Materialentfernung nicht vor 1,5 Jahren und nach CT-kontrollierter Durchbauung!

Ulnaschaftfraktur mit Radiusköpfchenluxation

Osteosynthetische Versorgung einer Olecranonfraktur rechts mit Zuggurtung

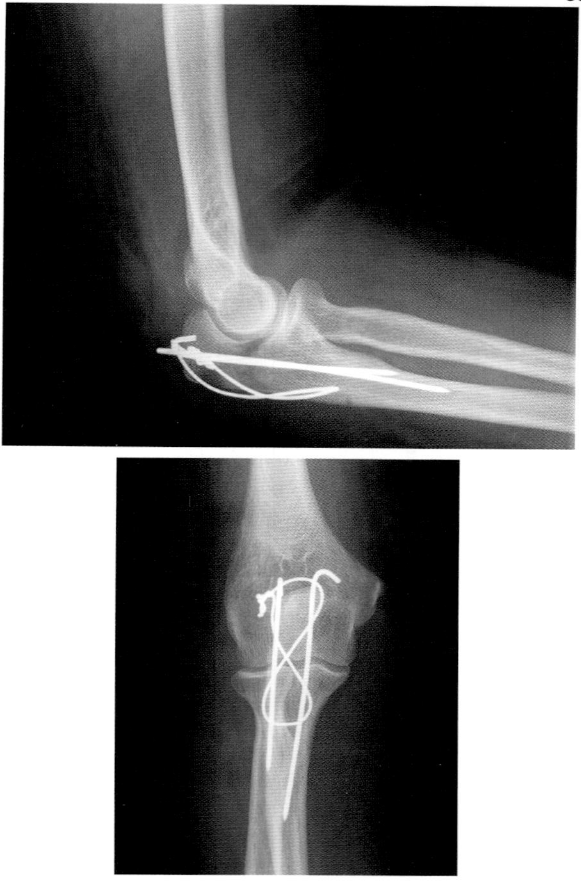

Zeit nach Op	Maßnahme
Im Op	Anlegen eines elastischen Verbandes (Ruhigstellung im Gips nur in begründeten Ausnahmefällen (!))
Tag 1	Funktionelle aktiv-assistierte Physiotherapie des Ellenbogengelenks sofort in allen Bewegungsrichtungen, Finger- und Schulterkontrolle, Entstauungstherapie, Ergotherapie, ggf. Oberarmkompressionshandschuh
Tag 7	Röntgenkontrolle
Tag 11	Entfernung des Wundmaterials
Woche 2-4	Ggf. Abtrainieren und Weglassen des Gipses (Tag 10-14 in Abhängigkeit der Schmerzen), funktionelle aktive Physiotherapie weiter, ggf. Schlingentisch, Bewegungsbad, Ergotherapie, KEINE maximalen Widerstände/Anschläge provozieren (!), Streckung gegen Widerstand
Woche 3	Röntgenkontrolle
Woche 5	Beginn mit der Aufbelastung mit Vollbelastung in Woche 8
Woche 6	Röntgenkontrolle, Physiotherapie weiter mit Aufbelastung, Quermassagen nach Konsolidierung
Woche 8	Vollbelastung und axiale Belastung erlaubt, Materialentfernung frühestens nach 12 Monaten

Mittels aszendierender Kirschner-Drähte versorgte suprakondyläre Humerusfraktur links

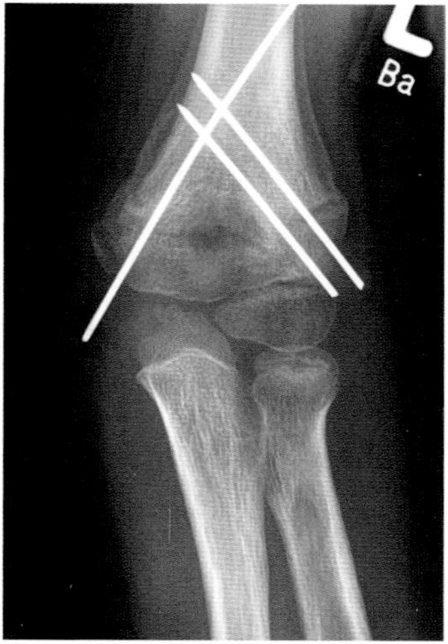

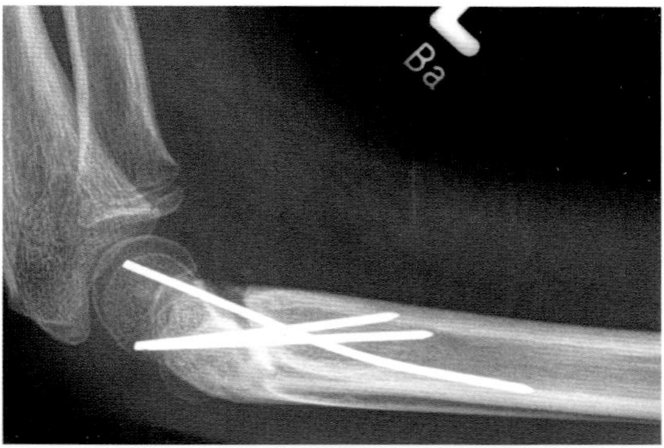

Zeit nach Op	Maßnahme
Im Op	Anlegen eines Oberarmgipses für 6 Wochen (bei Kindern für 3-5 Wochen), KEINE Beübung aus Gips, da instabile Osteosynthese (!)
Tag 1	Beginn mit Finger- und Schulterübungen, Entstauungstherapie (Gips dabei nicht entfernen!)
Tag 7	Röntgenkontrolle (nicht bei Kindern!)
Tag 11	Entfernung des Wundmaterials
Woche 3 und 6	Röntgenkontrolle Bei Kindern: K-Draht-Entfernung und Beginn mit Eigenübungen (Krankengymnastik nur im Einzelfall bei Bewegungseinschränkung nach 3-4 Wochen (!))
Woche 6	Abtrainieren und Weglassen des Gipses, Intensivierung der Physiotherapie mit aktiven Bewegungsübungen
Woche 12	Röntgenkontrolle und Materialentfernung, nach Materialentfernung Aufbelastung möglich (je nach radiologischem Befund)
Monat 6	Kontakt-/Kampfsport möglich

Versorgung einer suprakondylären Humerusfraktur mittels Doppelplattenosteosynthese; Zuggurtung über der Osteotomie am Olecranon

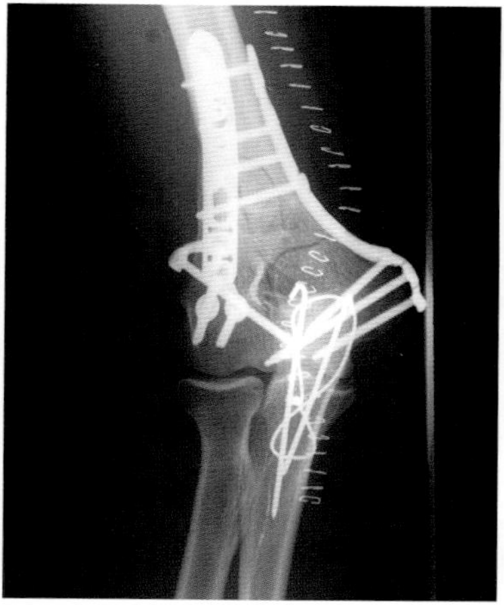

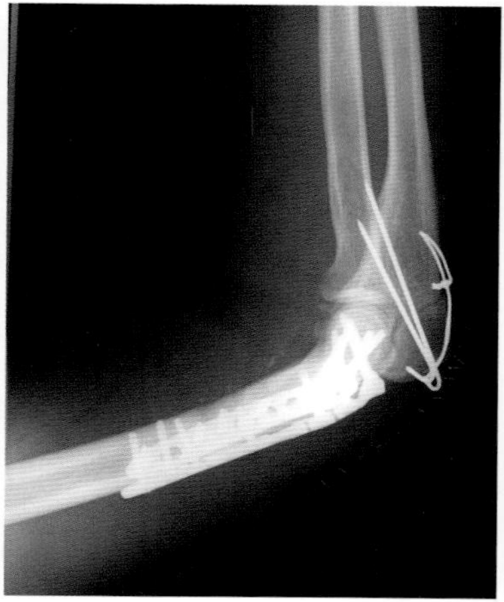

Zeit nach Op	Maßnahme
Im Op	Anlegen eines Oberarmgipses für 4 Wochen bei osteoporotischen Knochen, sonst frei funktionell
Tag 1	Frühfunktionelle Physiotherapie mit geführten Bewegungen, Finger- und Schulterübungen, Armstuhl, Entstauungstherapie
Tag 7	Röntgenkontrolle
Tag 11	Entfernung des Wundmaterials
Woche 3	Röntgenkontrolle
Woche 4	Bei Oberarmgipsbehandlung Abtrainieren und Weglassen des Gipses, Beginn mit aktiv-assistierter Physiotherapie, ggf. Bewegungsbad
Woche 6	Röntgenkontrolle, in Abhängigkeit des Röntgenbefundes Intensivierung der Physiotherapie mit Aufbelastung
Monat 3-6	Sport ab Monat 3 möglich, Kontaktsport ab Monat 6 möglich
Monat 8-12	Ggf. Entfernung der störenden Schrauben/Drähte und ggf. der Olecranondrähte (Platten ggf. belassen)

Abrissfraktur am Processus coronoideus ulnae

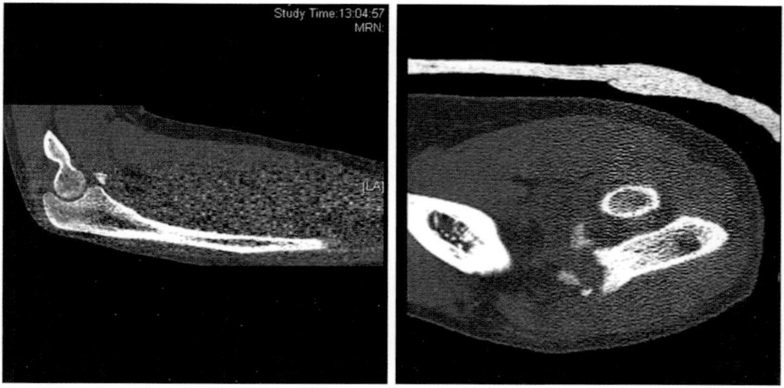

Refixation des Processus coronoideus ulnae mit Schrauben

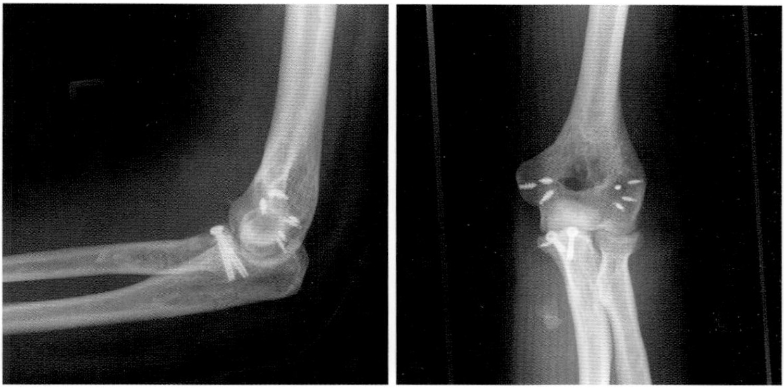

Zeit nach Op	Maßnahme
Im Op	Anlegen einer Oberarmgipsschiene für 6 Wochen, ggf. Oberarmbewegungsorthese
Tag 1	Abschwellende Maßnahmen, Entstauungstherapie
Tag 3	Geführte achsengerechte Beuge- und Streckübungen aus dem Gips heraus (20-30 Grad Streckdefizit belassen), KEIN Varus- oder Valgusstress (!), KEINE Gewichte für 3 Monate (!), Umwendbewegungen erlaubt
Tag 7	Röntgenkontrolle
Tag 11	Entfernung des Wundmaterials
Woche 3	Röntgenkontrolle, geführte aktive Bewegungsübungen OHNE Varus- und Valgusstress (!)
Woche 6	Röntgenkontrolle, Abtrainieren und Weglassen der Gipsschiene, Aufbelastung und freie Beweglichkeit
Monat 3	Gewichtsbelastung möglich, Sport möglich (Kontakt-, Kampf- und Rückschlagsportarten ab Monat 6 erlaubt)

29 Processus coronoideus ulnae-Fraktur, operativ

Konservative Therapie einer distalen Radiusfraktur in der volaren Handlagerungsschiene

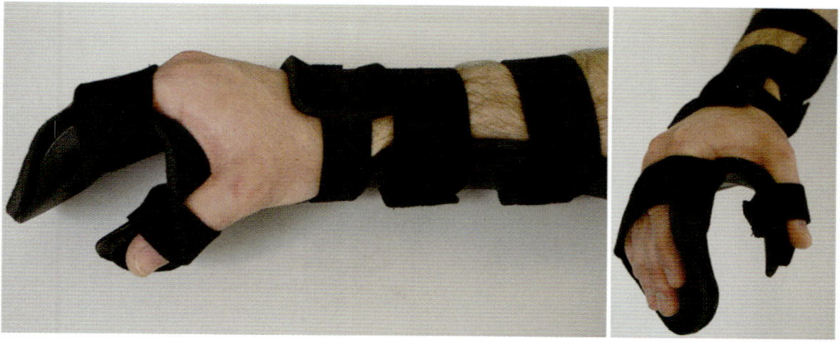

Radiologische Kontrollen bei konservativ behandelten distalen Radiusfrakturen im Verlauf (2 Beispiele)

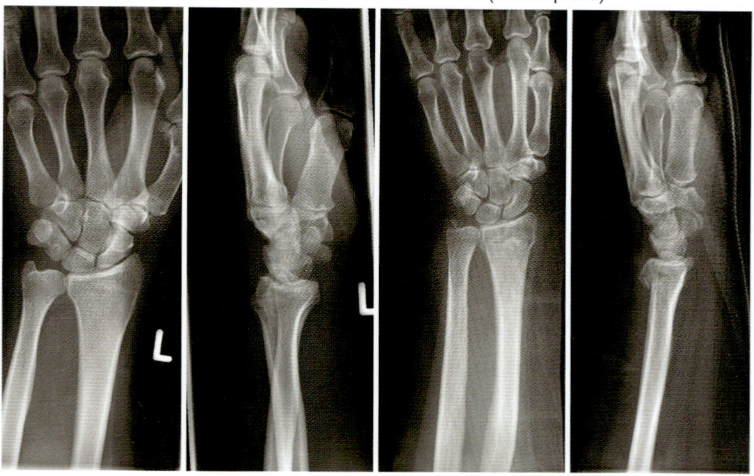

Zeit	Maßnahme
Unfalltag	Anlegen einer dorsalen Unterarmgipsschiene (am Handgelenk nahezu zirkulär im Aushang) für 6 Wochen
Tag 1	Klinische Gipskontrolle und Röntgenkontrolle (Stellungskontrolle), ggf. Nachreposition im Op (!)
Tag 4, 7, 11	Regelmäßige Röntgenkontrollen (z.B. 4711-Regel), bei sekundärer Dislokation → Op und Nachreposition (!), Physiotherapie der angrenzenden Finger- und Ellenbogengelenke
Woche 2, 3, 4	Regelmäßige Röntgenkontrollen, bei sekundärer Dislokation → Op oder Nachreposition (!) *(Cave: Sudeck-Risiko (!))*
Woche 6	Röntgenkontrolle, Abtrainieren und Weglassen der Gipsschiene, Beginn mit Physiotherapie in Eigenregie, Physiotherapie 3x/Woche und Ergotherapie (ET) 4x/Woche
Monat 3	Sport möglich

Mit Spickdrähten versorgte distale Radiusfraktur (2 Beispiele)

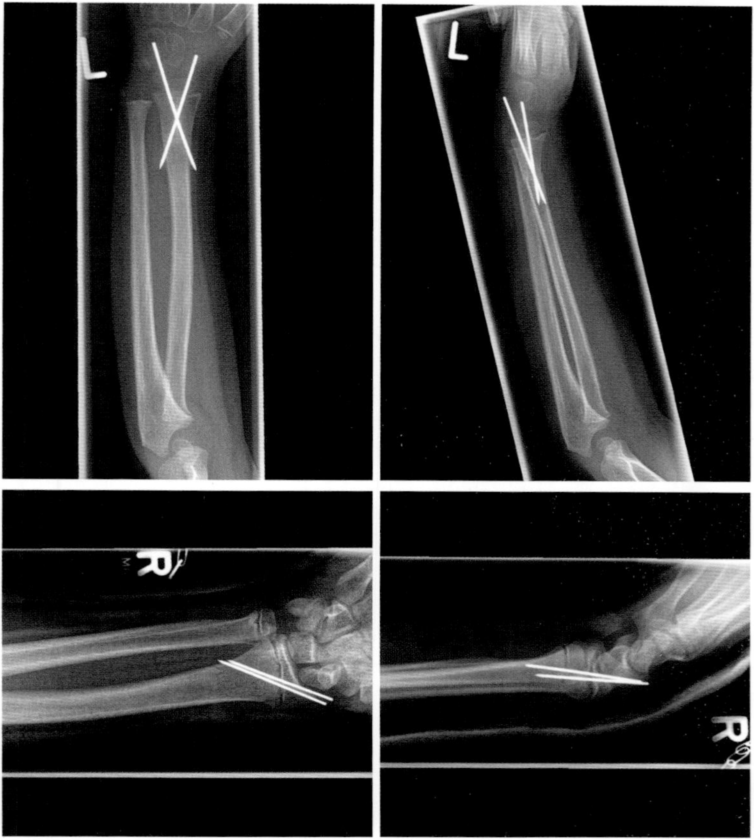

Zeit nach Op	Maßnahme
Im Op	Anlegen einer dorsalen Unterarmgipsschiene für 6 Wochen
Tag 1	Klinische Gipskontrolle und Röntgenkontrolle (Stellungskontrolle), ggf. Nachreposition im Op (!)
Tag 4, 7, 11	Regelmäßige Röntgenkontrollen (z.B. 4711-Regel), bei sekundärer Dislokation → Op oder Nachreposition (!), Physiotherapie der angrenzenden Finger- und Ellenbogengelenke
Woche 2, 3, 4	Regelmäßige Röntgenkontrollen, bei sekundärer Dislokation → Op oder Nachreposition (!) (*Cave: erhöhtes Sudeck-Risiko* (!))
Woche 6	Röntgenkontrolle, Materialentfernung der K-Drähte und Abtrainieren und Weglassen der Gipsschiene, Beginn mit Physiotherapie in Eigenregie, Physiotherapie 3x/Woche und Ergotherapie (ET) 4x/Woche
Monat 3	Sport möglich

Mit palmarer Platte osteosynthetisch versorgte distale Radiusfraktur rechts

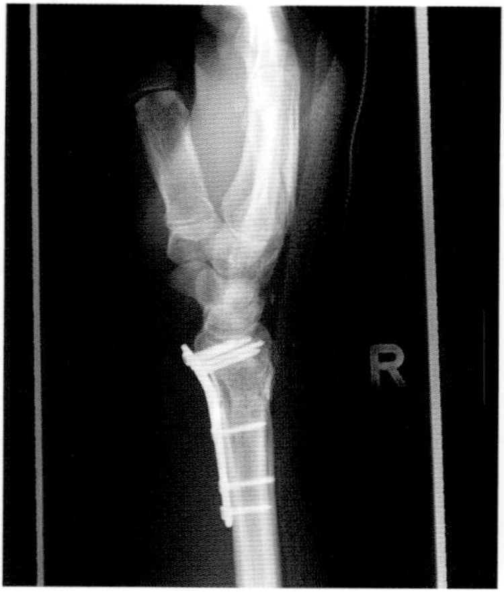

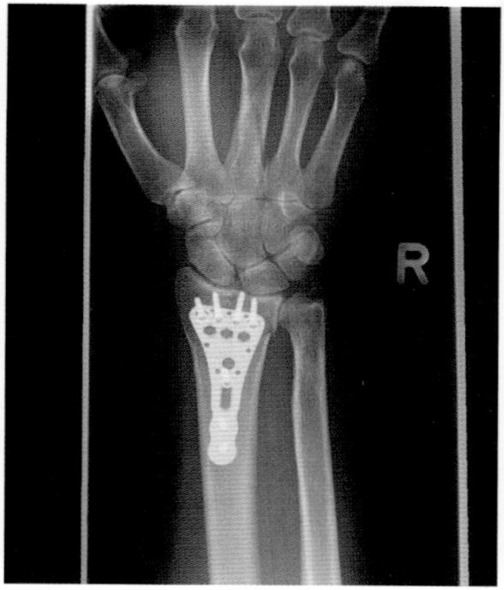

Zeit nach Op	Maßnahme
Im Op	Anlegen eines elastischen Verbandes, ggf. Unterarmgipsschiene zur Weichteilprotektion, v. a. bei sehr osteopenem Knochen für 3 Wochen
Tag 1	Tägliche aktiv-assistierte vorsichtig dosierte Physiotherapie in allen Ebenen und Ergotherapie bis zur Schmerzgrenze ohne Belastung, Finger-/Daumenübungen (v.a. Grundgelenke (!)), Mobilisation von Schulter- und Ellenbogengelenken, Entstauungstherapie, ggf. Interimskompressionshandschuh, regelmäßige Sensibilitätskontrollen der Finger
Tag 7	Röntgenkontrolle, Physiotherapie (ambulant 3-4x/Woche)
Tag 11	Entfernung des Wundmaterials
Woche 3	Röntgenkontrolle, Physiotherapie 3x/Woche und Ergotherapie (ET) 4x/Woche, bei Gipsbehandlung Abtrainieren und Weglassen der Gipsschiene und intensive Physiotherapie
Woche 4	Aktive Belastungssteigerung bis zur Vollbelastung ohne Bewegungslimit, Physiotherapie und Ergotherapie weiter, KEINE axiale Belastung (z. B. Aufstützen)
Woche 6	Röntgenkontrolle
Woche 10-12	Sportbelastung möglich (Kampf-, Kontakt- und Rückschlagsportarten ab Monat 6 möglich), auf Implantat-assoziierte Sehnenprobleme achten (!), ggf. vorzeitige Materialentfernung

Meißelfraktur des Radiusköpfchens mit regelrechter Artikulation im Ellenbogengelenk

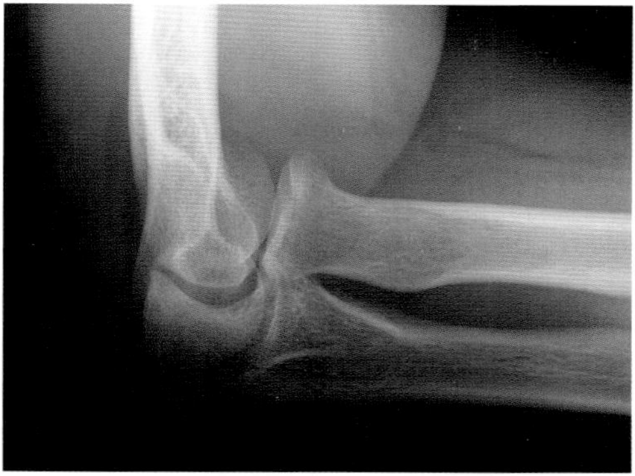

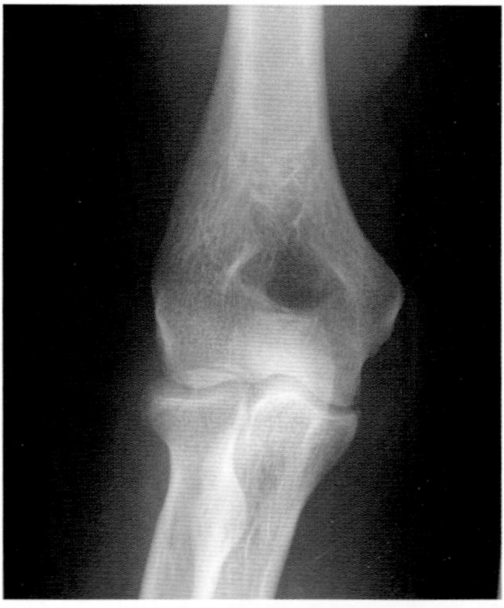

Zeit	Maßnahme
Unfalltag	Bei starken Schmerzen oder unklarer Ellenbogeninstabilität Anlegen einer Oberarmgipsschiene in Rechtwinkel- und Supinationsstellung für 2 Wochen
Tag 1	Klinische und radiologische Kontrolle, Beginn mit Physiotherapie der freien Gelenke, geführte schmerzadaptierte Bewegungen im Ellenbogengelenk
Tag 5	Röntgenkontrolle mit Zielaufnahme
Woche 2-4	Röntgenkontrolle in Woche 2 und Abtrainieren/Weglassen der Gipsschiene (Tag 10-14 in Abhängigkeit der Schmerzen), funktionell aktiv-assistierte Krankengymnastik in Flexion, Extension und Pro/Supination, ggf. Oberarmkompressionshandschuh, KEIN passives Nachdehnen (!), KEINE maximalen Widerstände/Anschläge provozieren (!)
Woche 3	Röntgenkontrolle mit Zielaufnahme
Woche 5	Aufbelastung OHNE axiale Belastung (!), Physiotherapie aktiv und passiv weiter, Ergotherapie ggf. weiter
Woche 6	Röntgenkontrolle mit Zielaufnahme, Physiotherapie aktiv und passiv weiter, Quermassagen nach Konsolidierung
Woche 7	Aufstützen erlaubt
Monat 3	Sportbelastung möglich (Kampf-, Kontakt- und Rückschlagsportarten ab Monat 6 möglich)

33 Radiusköpfchenfraktur, konservativ

Operative Versorgung einer Radiusköpfchenfraktur mittels Schraube

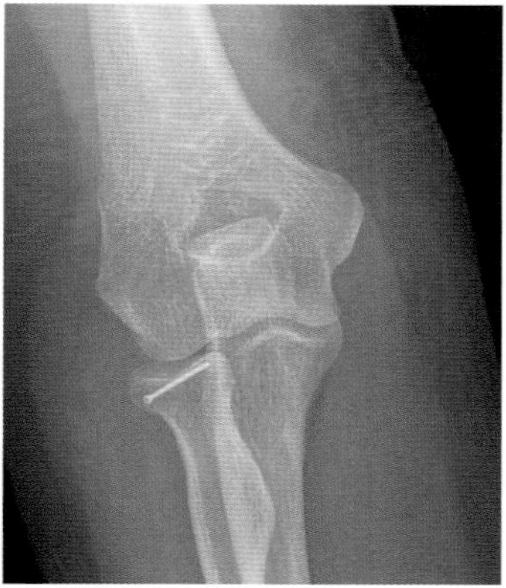
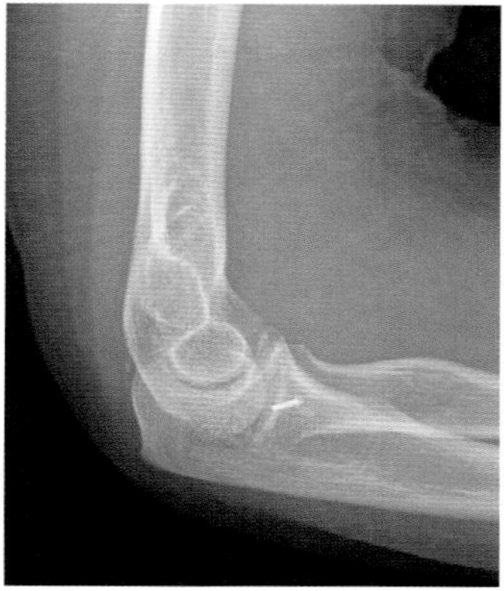

Operative Versorgung einer Radiusköpfchenfraktur mittels Plattenosteosynthese

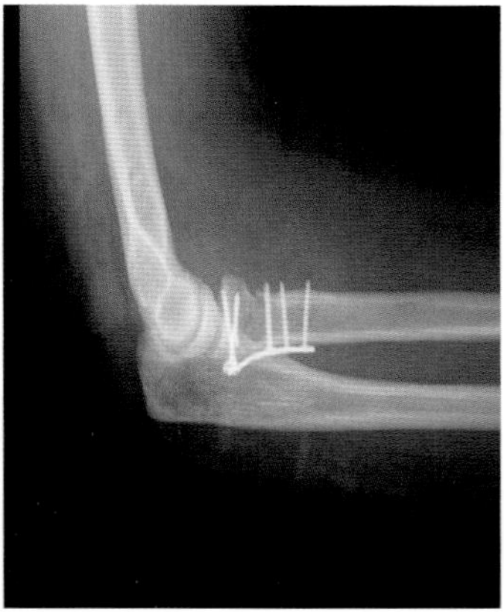
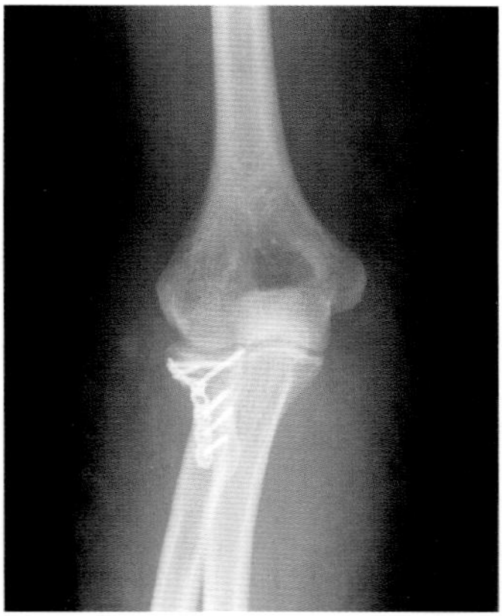

Zeit nach Op	Maßnahme
Im Op	In Abhängigkeit von der Stabilität der Osteosynthese Oberarmgips für 2 Wochen in Rechtwinkel- und Supinationsstellung oder elastischer Verband
Tag 1	Funktionelle Physiotherapie mit geführten assistierten Bewegungen des Ellenbogengelenks in alle Bewegungsrichtungen (ggf. aus der Gipsschiene heraus), Finger- und Schulterkontrolle, Entstauungstherapie, Ergotherapie, ggf. Oberarmkompressionshandschuh
Tag 7	Röntgenkontrolle mit Zielaufnahme
Tag 11	Entfernung des Wundmaterials
Woche 2-4	Abtrainieren und Weglassen des Gipses (Tag 10-14 in Abhängigkeit der Schmerzen), funktionelle Physiotherapie weiter, ggf. Schlingentisch, ggf. Bewegungsbad, Ergotherapie, KEINE maximalen Widerstände/Anschläge provozieren (!), Ergotherapie
Woche 3	Röntgenkontrolle
Woche 5	Aufbelastung OHNE axiale Belastung (!), Physiotherapie aktiv und passiv weiter, ggf. Ergotherapie weiter
Woche 6	Röntgenkontrolle, Aufbelastung und Physiotherapie weiter, Quermassagen nach Konsolidierung
Woche 7	Aufstützen erlaubt
Monat 3	Sportbelastung möglich (Kampf-, Kontakt- und Rückschlagsportarten ab Monat 6 möglich)

Radiusköpfchenprothese und 2 Fadenanker
im Epicondylus humeri ulnaris bei Bandfixation

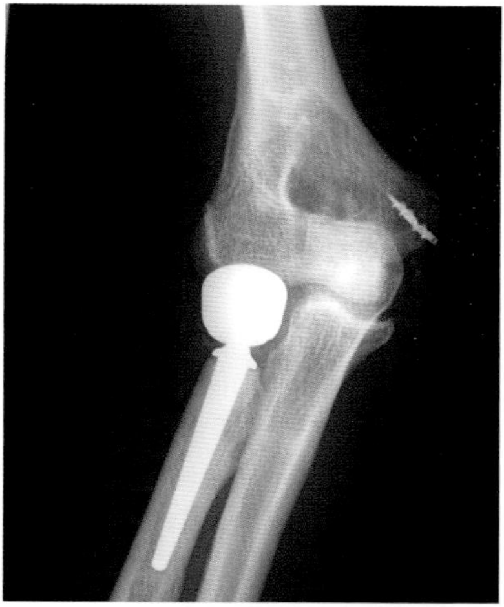

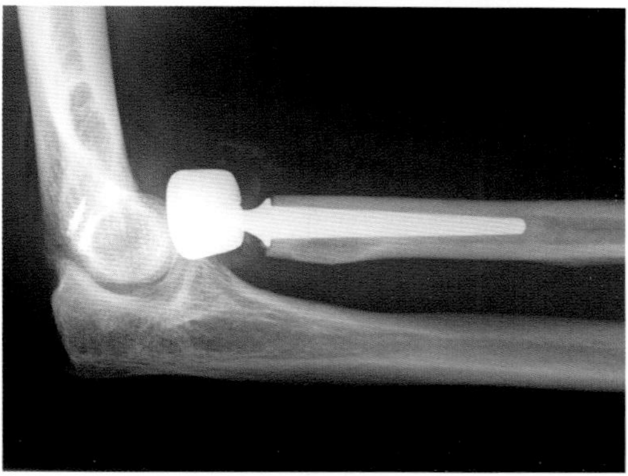

Zeit nach Op	Maßnahme
Im Op	Anlage einer Oberarmgipsschiene für 3 Wochen
Tag 1	Abschwellende Maßnahmen, Entstauungstherapie, Finger- und Schulterkontrolle
Tag 3	Geführte aktiv-assistierte Bewegungen des Ellenbogengelenks in alle Bewegungsrichtungen einschließlich Pro- und Supination aus der Gipsschiene heraus, KEINE passiven Bewegungen (!), ggf. Kompressionshandschuh
Tag 7	Röntgenkontrolle mit Handgelenk (radio-ulnare Länge?), zunehmende aktive Bewegungsübungen, KEIN Abstützen und KEIN Valgusstress (!)
Tag 11	Entfernung des Wundmaterials
Woche 3	Röntgenkontrolle mit Handgelenk, Abtrainieren und Weglassen der Gipsschiene, evtl. noch elastische Wickelung
Woche 6	Röntgenkontrolle mit Handgelenk, Aufbelastung und freie Beweglichkeit
Monat 3	Sportbelastung möglich (Kampf-, Kontakt- und Rückschlagsportarten ab Monat 6 möglich)

Zustand nach Radiusköpfchenresektion im Rahmen der Behandlung einer komplexen Ellenbogenfraktur (2 Beispiele; unten mit zusätzlicher Plattenosteosynthese des Olecranons)

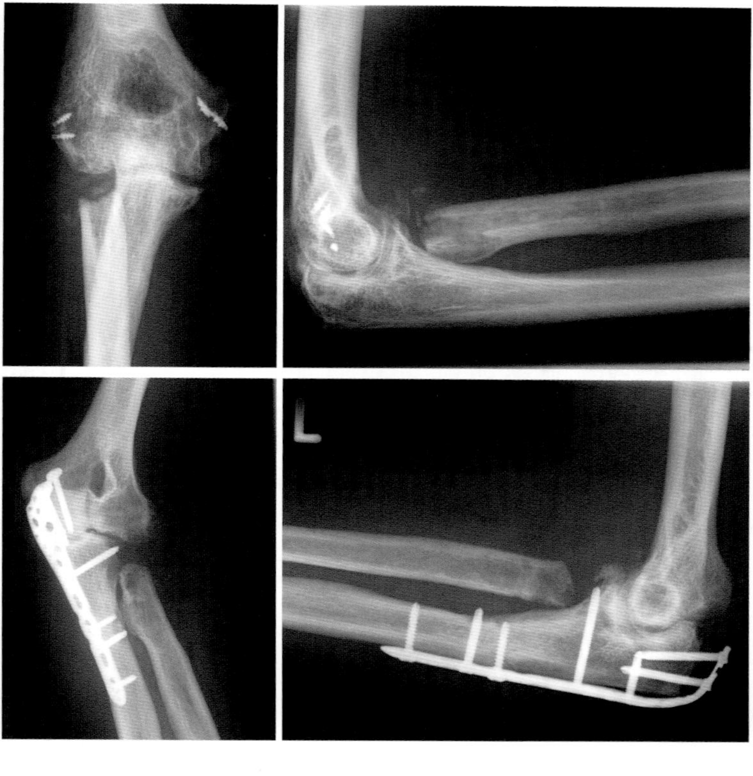

Zeit nach Op	Maßnahme
Im Op	Anlage einer Oberarmgipsschiene für 3 Wochen, evtl. auch gipsfrei (!)
Tag 1	Abschwellende Maßnahmen, Entstauungstherapie, Finger- und Schulterkontrolle
Tag 3	Geführte aktiv-assistierte Bewegungen in alle Bewegungsrichtungen einschließlich Pro- und Supination aus der Gipsschiene heraus, KEINE passiven Bewegungen (!)
Tag 7	Röntgenkontrolle mit Handgelenk, zunehmende aktive Bewegungsübungen, KEIN Abstützen und KEIN Valgusstress (!), ggf. Ergotherapie
Tag 11	Entfernung des Wundmaterials
Woche 3	Abtrainieren und Weglassen der Gipsschiene
Woche 6	Röntgenkontrolle mit Handgelenk, Aufbelastung und freie Beweglichkeit
Monat 3	Sportbelastung möglich (Kampf-, Kontakt- und Rückschlagsportarten ab Monat 6 möglich)

Stabil eingestauchte subkapitale Humerusfraktur

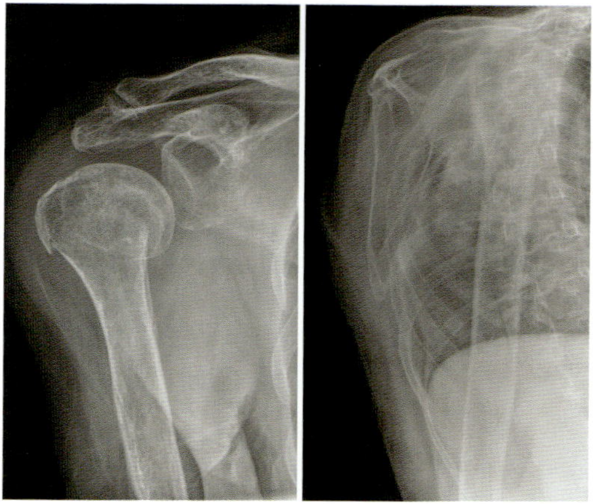

Konservative Therapie im Gilchristverband/Armfix

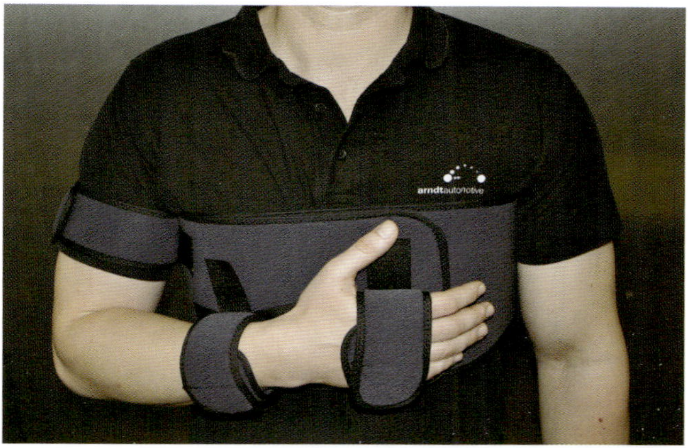

Zeit	Maßnahme
Unfalltag	Anlegen eines Gilchristverbandes/Armfix zur Schmerztherapie für 3 Wochen
Tag 1	Sofort schmerzadaptiert aktiv-assistive Pendelübungen aus dem Gilchristverband/Armfix heraus in Sitz/Stand, geführte Bewegungen bis maximal 60 Grad Anteversion und Abduktion, KEINE Rotation und KEINE Belastung für 6 Wochen (!)
Tag 2, 5 und 7	Röntgenkontrolle, bei sekundärem Abkippen → ggf. Op (!)
Tag 10-14	Röntgenkontrolle, Ausbau der aktiv-assistierten Übungen in allen Ebenen, KEINE axiale Belastung
Woche 3 und 4	Röntgenkontrolle, Abtrainieren und Weglassen des Gilchristverbandes/Armfix, Physiotherapie, ggf. Bewegungsbad
Woche 6	Röntgenkontrolle, Aufbelastung bis zur Vollbelastung nach Woche 8, freies aktives Bewegungsausmaß
Monat 3	Sport möglich
Monat 6	Kontakt-/Kampfsport und Rückschlagsportarten möglich

Mittels winkelstabiler Platte versorgte subkapitale Humerusfraktur

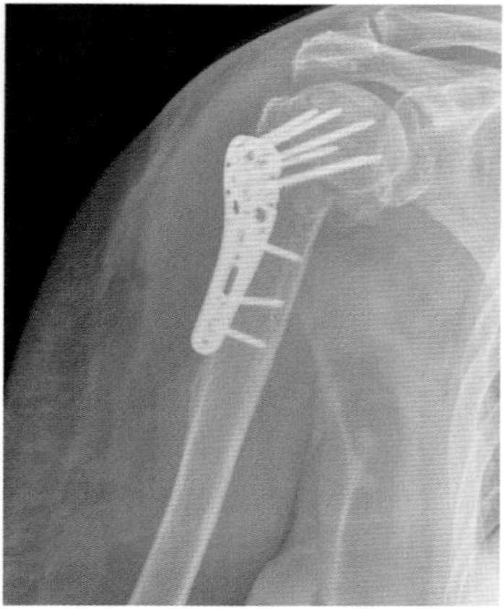

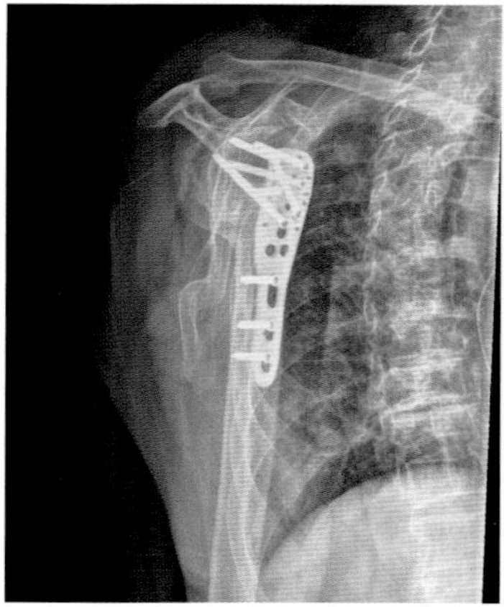

Osteosynthese mit Platte und Cerclagen

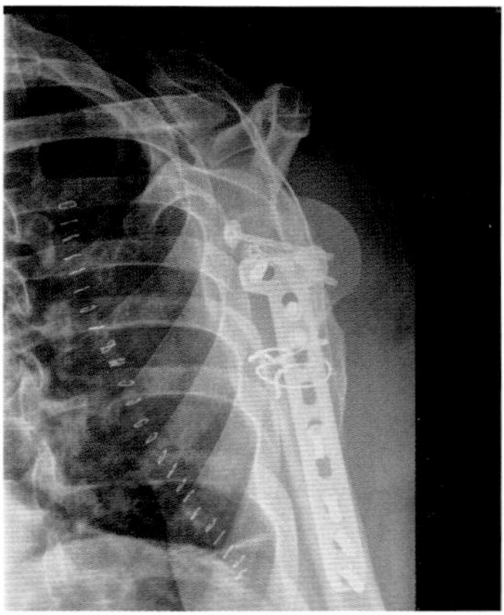

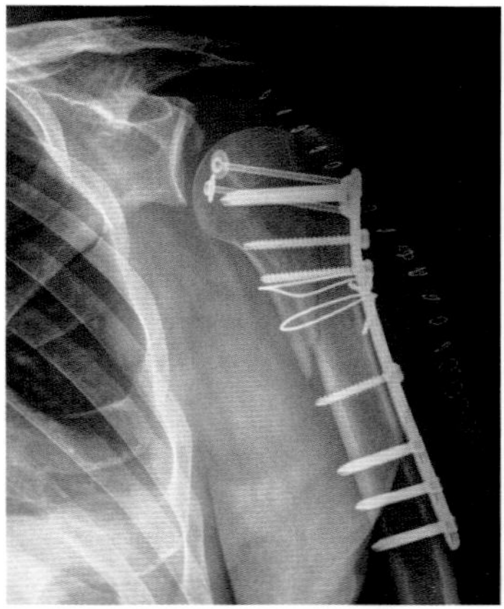

Zeit nach Op	Maßnahme
Im Op	Anlegen eines Gilchristverbandes/Armfix für 3 Wochen bei osteopenem Knochen, sonst frei-funktionell
Woche 1-2	Schmerzadaptierte Pendelübungen in Sitz/Stand, Finger-, Hand- und Unterarmbewegungen, aktiv-assistierte Physiotherapie bis maximal 80 Grad Anteversion und Abduktion, KEINE Außenrotation für 3 Wochen (!), Physiotherapie grundsätzlich im schmerzfreien Bereich (!), statische Muskelarbeit am Oberarmkopf, Stabilisations- und Zentrierungsübungen, Entstauungstherapie
Tag 7	Röntgenkontrolle
Tag 11	Entfernung des Wundmaterials
Woche 3	Röntgenkontrolle, Abtrainieren und Weglassen des Gilchristverbandes/Armfix bei Ruhigstellung, Abduktion und Anteversion passiv-assistiert bis 90 Grad bei fixierter Skapula, Außenrotation passiv-assistiert bis 0-Stellung
Woche 4	Aktiv-assistierte Bewegungsübungen weiter mit Abduktion und Anteversion bis 90 Grad, Außenrotation bis 30 Grad und Innenrotation bis 90 Grad
Woche 6	Röntgenkontrolle, Steigerung der Beweglichkeit bis zum freien Bewegungsausmaß, Aufbelastung bis 15-20 kg mit langem Hebel
Woche 12	Vollbelastung

Nicht wesentlich dislozierte Abrissfraktur des Tuberculum majus links

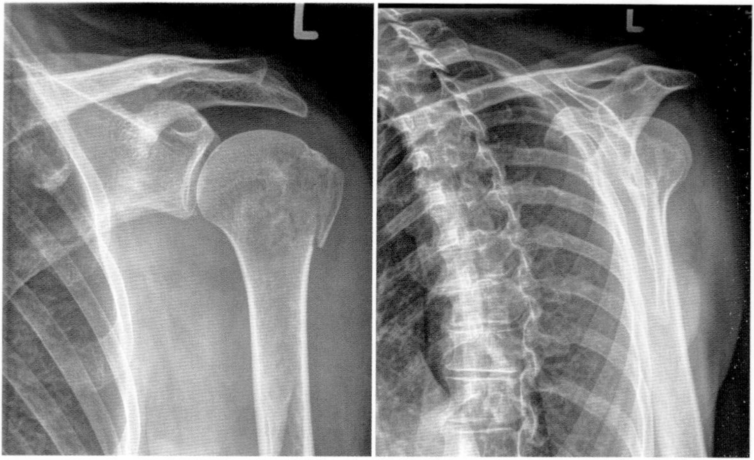

Zeit	Maßnahme
Unfalltag	Anlegen eines Gilchristverbandes/Armfix und Ruhigstellung für 3 Wochen
Tag 1	Sofort geführte Pendelübungen aus dem Gilchristverband/Armfix heraus, KEINE Außenrotation für 3 Wochen (!), KEINE Gewichte für 6 Wochen (!)
Tag 7	Röntgenkontrolle (bei zunehmender Dislokation → ggf. Op (!))
Woche 1	Geführte Anteversion und Abduktion bis maximal 60 Grad bei fixierter Skapula im schmerzfreien Bereich, statische Muskelarbeit am Oberarmkopf erlaubt
Woche 2	Röntgenkontrolle (bei zunehmender Dislokation → ggf. Op (!))
Woche 3	Röntgenkontrolle (bei zunehmender Dislokation → ggf. Op (!)), Abtrainieren des Gilchristverbandes/Armfix und Weglassen ab Woche 4, Beginn mit aktiv-assistierter Anteversion und Abduktion bis 90 Grad, Außenrotation bis 30 Grad und Innenrotation bis 90 Grad
Woche 6	Röntgenkontrolle, Steigerung der Beweglichkeit bis zum freien Bewegungsausmaß und Aufbelastung bis zur Vollbelastung nach 12 Wochen, KEIN Kontakt-, Kampf- und Rückschlagsport für 3 Monate (!)

Mit 2 Schrauben refixiertes Tuberculum majus links

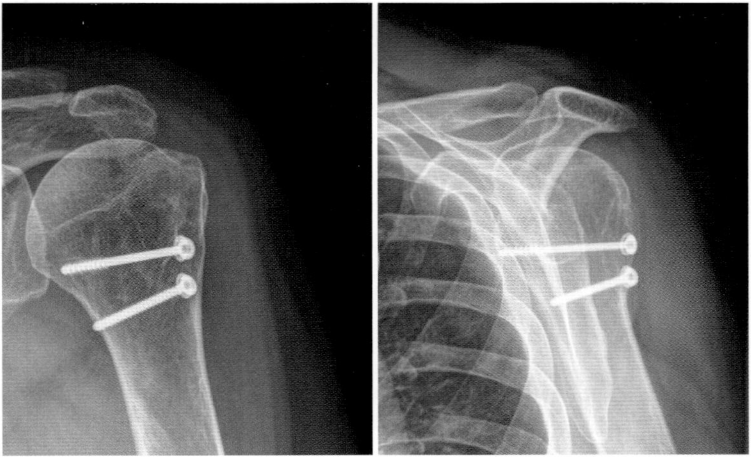

Zeit nach Op	Maßnahme
Im Op	Anlegen eines Gilchristverbandes/Armfix für 3 Wochen
Tag 1	Sofort geführte Pendelübungen aus dem Gilchrist-verband/Armfix heraus, KEINE Außenrotation für 3 Wochen (!), KEINE Gewichte für 6 Wochen (!)
Tag 3	Beginn mit geführten Bewegungsübungen aus dem Gilchristverband/Armfix heraus, Anteversion und Abduktion bis 90 Grad assisitiert, Außenrotation passiv bis zur Schmerzgrenze, bei passiv unterstütztem Oberarm ebenfalls Beübung der Trizepsmusktulatur
Tag 7	Röntgenkontrolle
Tag 11	Entfernung des Wundmaterials
Woche 3	Röntgenkontrolle, Abtrainieren und Weglassen des Gilchristverbandes/Armfix, Beginn mit zunehmend aktiven Übungen mit aktiv-assistierter Anteversion und Abduktion bis 90 Grad, Außenrotation aktiv-assistiert bis zur Schmerzgrenze, ggf. Bewegungsbad (je nach Wundheilung)
Woche 6	Röntgenkontrolle, volles aktives Bewegungsausmaß und Aufbelastung (zunächst 15-20 kg mit langem Hebel) bis zur Vollbelastung in Woche 12, Kontaktsport und schweres Heben nach Monat 4 möglich

Operative Versorgung einer Unterarmfraktur mit Doppelplattenosteosynthese

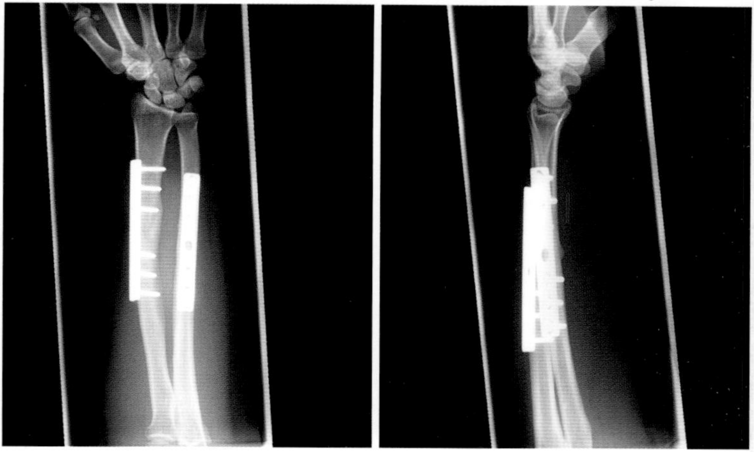

Zeit nach Op	Maßnahme
Im Op	Anlegen eines elastischen Wickelverbandes
Tag 1	Funktionelle Physiotherapie (Finger, Schulter, Ellenbogen) bis zur Schmerzgrenze OHNE Belastung (!), Interimskompressionshandschuh oder elastische Wickelung (auch bis oberhalb des Ellenbogens bei proximalen Unterarmfrakturen (!)), ggf. Hochlagern zum Abschwellen, Entstauungstherapie, regelmäßige Sensibilitätskontrollen der Finger im Verlauf (!)
Tag 7	Röntgenkontrolle
Tag 11	Entfernung des Wundmaterials
Woche 3	Röntgenkontrolle, funktionelle Physiotherapie weiter bis zur Schmerzgrenze mit steigender Intensität und zur seitengleichen Beweglichkeit, ggf. Ergotherapie
Woche 6	Röntgenkontrolle, Aufbelastung bis zur Vollbelastung in Woche 8
Woche 8	Freizeitbelastung des Arms (Kampf-, Kontakt- und Rückschlagsportarten ab Monat 6 möglich) Zeitversetzte Materialentfernung frühestens nach 1,5 Jahren

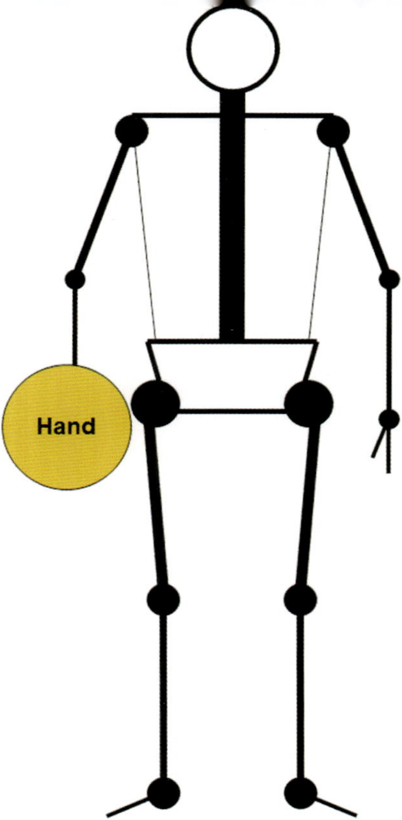

Hand

Ruhigstellung in Intrinsic-plus-Stellung

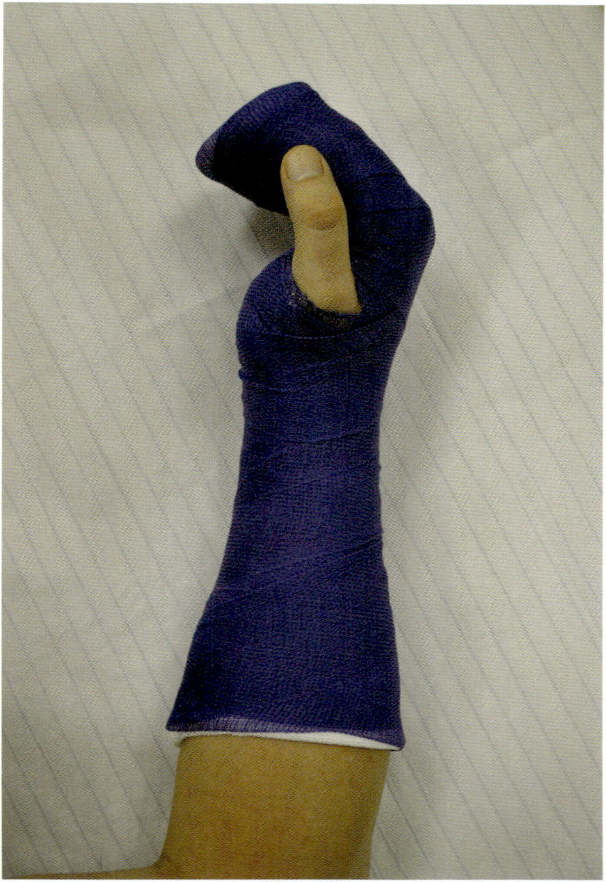

Zeit	Maßnahme
Unfalltag	Ruhigstellung in Intrinsic-plus-Stellung (Gips) für 4 Wochen, ggf. auch nur in 2-Fingerschiene Bei Endgliedfrakturen ggf. Entlastung Nagelhämatom und Stacksche Schiene (!)
Tag 4, 7, 11	Regelmäßige Röntgenkontrollen (z.B. 4711-Regel), bei sekundärer Dislokation → Op (!)
Woche 3	Röntgenkontrolle, ggf. Buddy-Taping und Beginn mit vorsichtiger Physiotherapie
Woche 4	Röntgenkontrolle und nach Gipsabnahme Physiotherapie 3x/Woche, zur Belastungssteigerung beschwerdeadaptiert ergänzend Ergotherapie 4x/Woche, Anleitung zu eigenständigen Übungen, ggf, Interimskompressionshandschuh

42 Fingerfraktur, konservativ
(nicht disloziert, stabil)

Anatomische Darstellung des Karpaltunnels (oben) und endoskopische Spaltung des Retinaculums (unten)

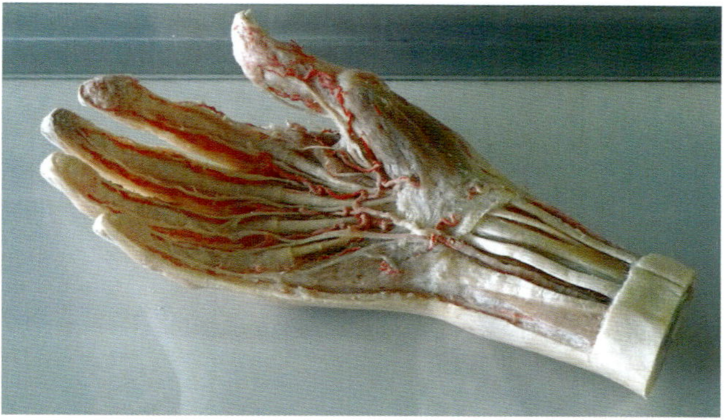

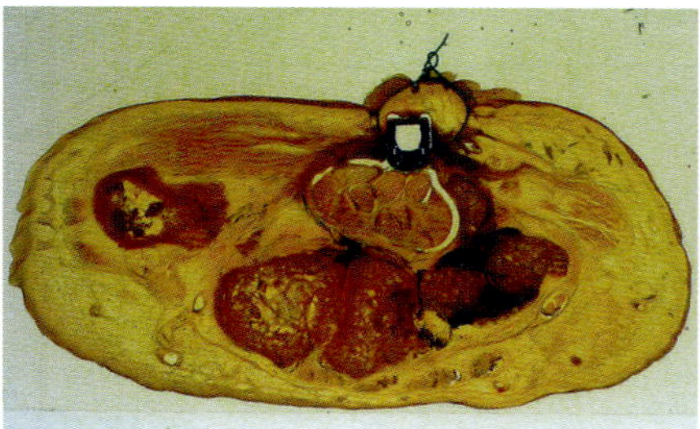

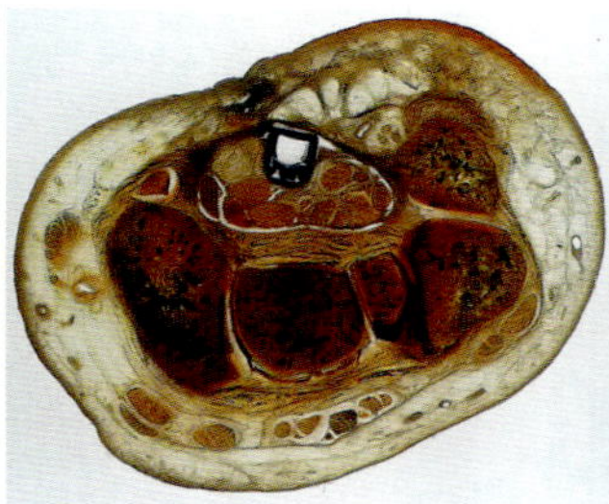

Zeit nach Op	Maßnahme
Tag 1	Aktive Bewegungsübungen von Fingern und Hand, bei Verbandswechseln IMMER auf Beweglichkeit der Finger achten (!), Anleitung zu eigenständigen Bewegungsübungen von Fingern und Hand, Entstauungstherapie
Tag 3	Eigenständige Bewegungsübungen von Fingern und Hand mehrmals täglich, bei Bewegungseinschränkung Physiotherapie, KEINE Belastung und KEIN Krafttraining (!)
Tag 11	Entfernung des Wundmaterials, Ergotherapie für 2-6 Wochen bei Bedarf, Narbenbehandlung bei Bedarf
Woche 3	Wiederherstellung der Arbeitsfähigkeit

Fraktur des Köpfchens von Mittelhandknochen IV (links und Mitte);
Schaftfraktur von Mittelhandknochen III (rechts)

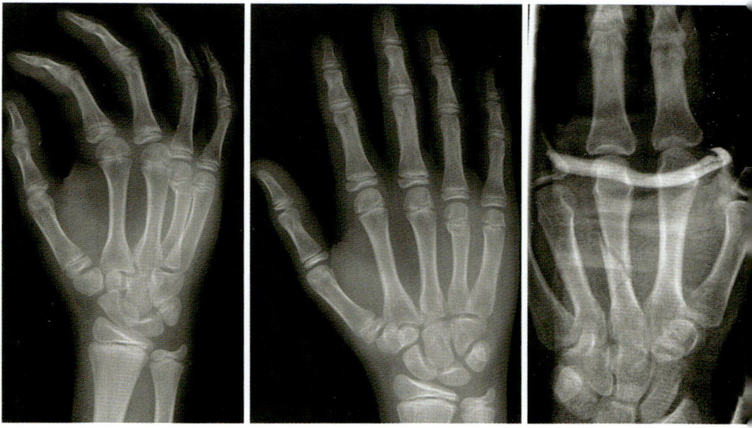

Konservative Behandlung von Mittelhandfrakturen
in der volaren Handlagerungsschiene

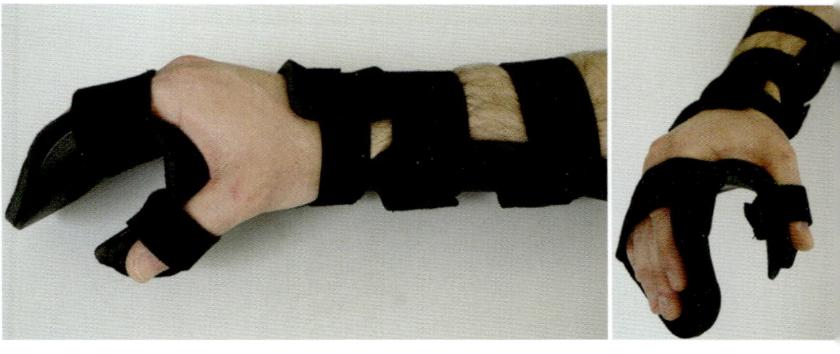

Zeit	Maßnahme
Unfalltag	Ruhigstellung in Intrinsic-plus-Stellung (Gips)/Handlagerungsschiene für 4 Wochen, ggf. auch nur in 2-Fingergipsschiene In geeigneten Fällen Buddy-Taping und frühfunktionelle Behandlung unter physiotherapeutischer Anleitung
Tag 4, 7, 11 + Woche 3 und 4	Regelmäßige Röntgenkontrollen (z.B. 4711-Regel), bei sekundärer Dislokation → Op (!)
Ab Woche 5	Abtrainieren und Weglassen des Gipses/der Schiene, Buddy-Taping für weitere 2 Wochen, Physiotherapie 3x/Woche, zur Belastungssteigerung nach einer Woche ergänzend Ergotherapie 4x/Woche je nach Beweglichkeit, Anleitung zu eigenständigen Übungen, ggf. Interimskompressionshandschuh
Woche 6-8	Vollbelastung, Sport ab Woche 10 möglich (KEIN Kampfsport und KEIN Kontaktsport (!))
Monat 6	Kampfsport und Kontaktsport möglich

Operative Versorgung von Mittelhandfrakturen mittels Plattenosteosynthese (oben) und Spickdrahtosteosynthese (unten)

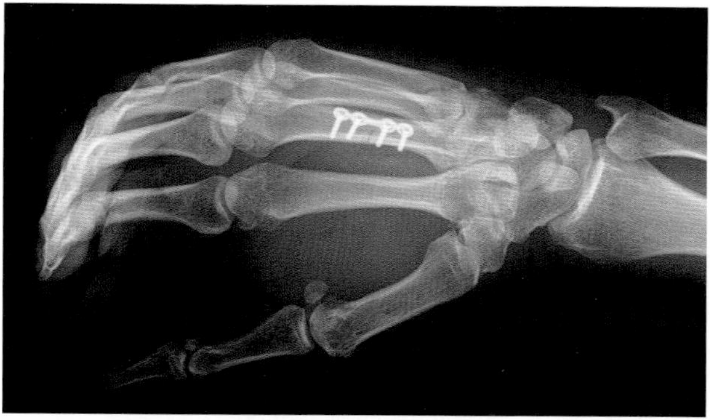

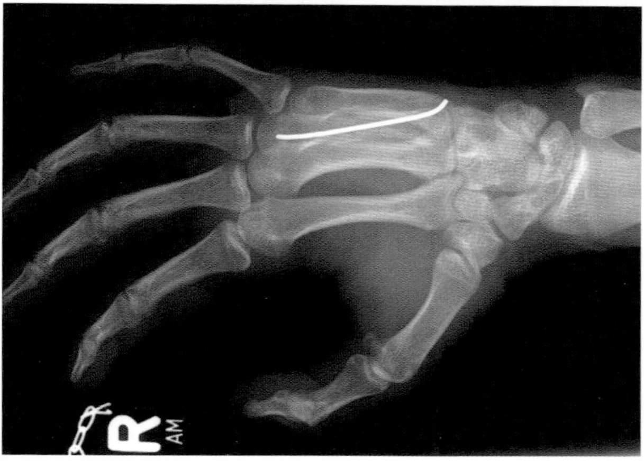

Zeit nach Op	Maßnahme
Tag 1	Bewegungsübungen aktiv und passiv (KG stationär täglich, ambulant 4x/Woche) ohne Bewegungseinschränkung, KEINE Belastung (!), ggf. Interimskompressionshandschuh
Tag 3	Röntgenkontrolle, Entstauungstherapie
Tag 11	Entfernung des Wundmaterials
Woche 3	Röntgenkontrolle
Ab Woche 4	Weiter Physiotherapie 3x/Woche, Ergotherapie 4x/ Woche, eigenständige Übungen
Woche 6	Röntgenkontrolle, Aufbelastung und freie Beweglichkeit Bei schlechter Beweglichkeit ggf. Materialentfernung mit Tenolyse nach 8-12 Wochen bei internen Osteosynthesen und guter Frakturheilung (!)
Woche 10	Sportbelastung möglich (KEIN Kampfsport und KEIN Kontaktsport (!))
Monat 6	Kampfsport und Kontaktsport möglich, Materialentfernung möglich

Mit 2 Schrauben versorgte Bennetfraktur

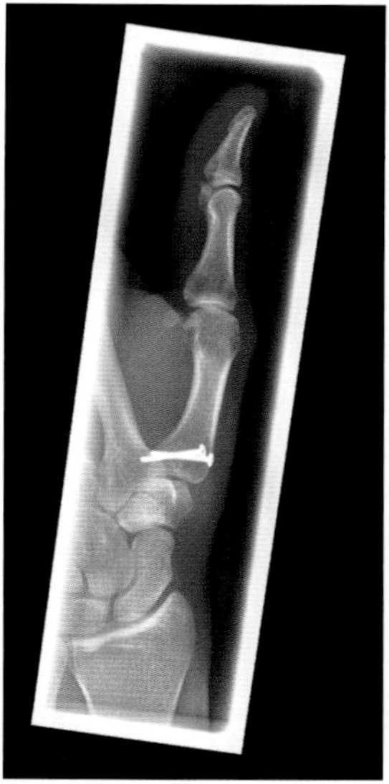

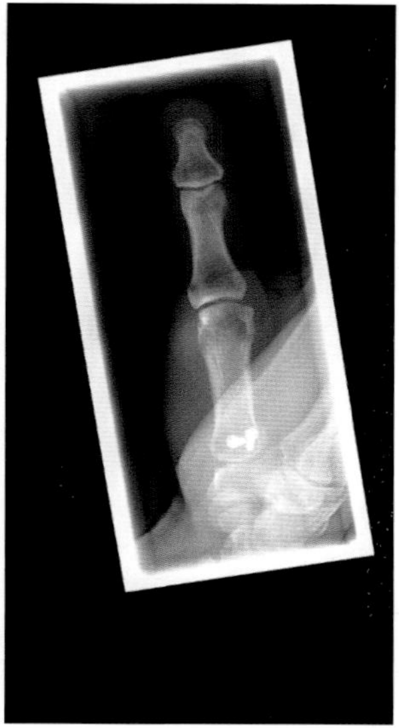

Zeit nach Op	Maßnahme
Tag 1	Bewegungsübungen aktiv und passiv (Physiotherapie stationär täglich, ambulant 4x/Woche) ohne Bewegungseinschränkung, KEINE Belastung (!), ggf. Interimskompressionshandschuh
Tag 3	Röntgenkontrolle, Entstauungstherapie
Tag 11	Entfernung des Wundmaterials
Woche 3	Röntgenkontrolle
Ab Woche 4	Weiter Physiotherapie 3x/Woche, Ergotherapie 4x/Woche, eigenständige Übungen
Woche 6	Röntgenkontrolle, Aufbelastung und freie Beweglichkeit Bei schlechter Beweglichkeit ggf. Materialentfernung mit Tenolyse nach 8-12 Wochen bei internen Osteosynthesen (!)
Woche 10	Sportbelastung möglich (KEIN Kontaktsport und KEIN Kampfsport (!))
Monat 6	Kontaktsport und Kampfsport möglich, Materialentfernung möglich

46 Mittelhandknochen-I Basisfraktur, operativ
(Bennet-/Winterstein-/Rolando-Fraktur)

Scapho-lunäre Dissoziation

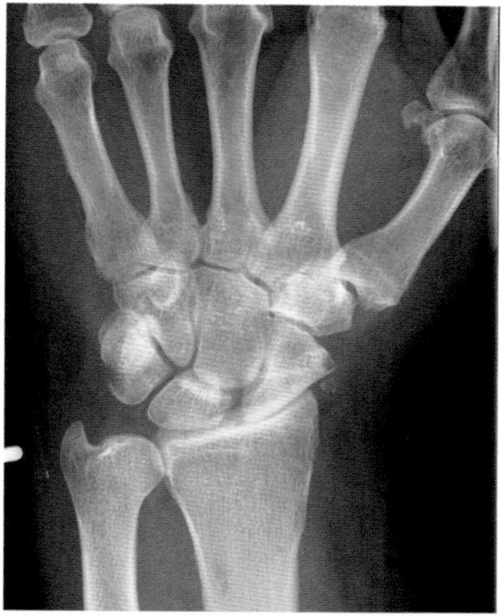

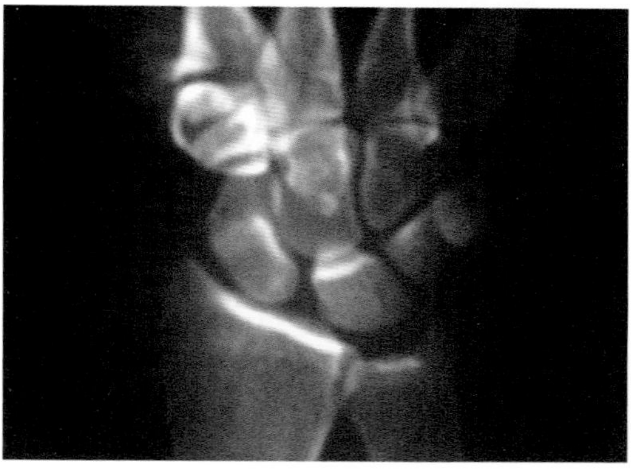

Zeit (nach Op)	Maßnahme
Unfalltag	Reposition, ggf. operative Versorgung via Schraube/ K-Drähte und Rekonstruktion des SL-Bandes, Anlegen einer Gipsschiene mit Daumeneinschluss
Tag 1	Entstauungstherapie
Tag 7	Röntgenkontrolle
Tag 11	Ggf. Entfernung des Wundmaterials
Woche 6	Röntgenkontrolle, ggf. CT-Kontrolle, Abtrainieren und Weglassen der Gipsschiene, Beginn mit Physiotherapie und Aufbelastung Bei Osteosynthese Materialentfernung (KEINE Entfernung von Herbertschrauben (!))

47 Scapho-lunäre Dissoziation, konservativ/operativ

Konservative Therapie einer Scaphoidfraktur

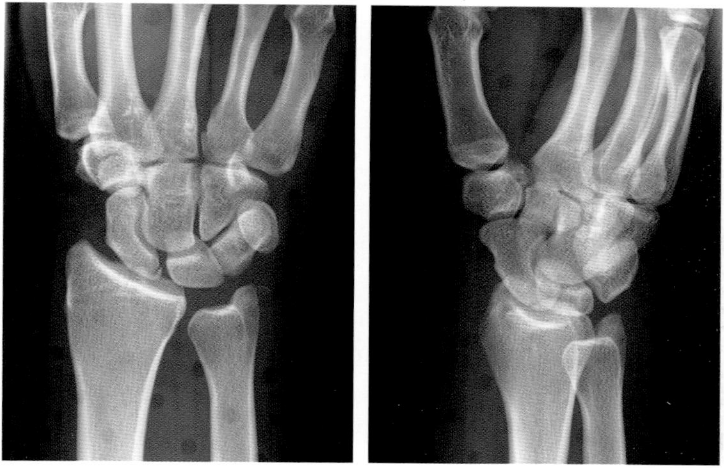

Zeit	Maßnahme
Unfalltag	Röntgendiagnostik und CT zur Therapieplanung Ruhigstellung im Oberarmgips unter Einschluss des Daumengrundgelenks für 6 Wochen (Handgelenk in leichter Dorsalextension und Radialabduktion (!))
Tag 1	Röntgenkontrolle, Fingerübungen im Gips (v.a. Grundgelenke (!))
Tag 7	Röntgenkontrolle
Woche 3	Wechsel auf Unterarmgips unter Einschluss des Daumengelenkes
Woche 6	Röntgenkontrolle, ggf. CT-Kontrolle Wenn Knochenbruchheilung nachweisbar (im CT in 3 Schnitten Durchbauung) Gips entfernen und Beginn mit Physio- und Ergotherapie, dosierte Aufbelastung möglich Bei ausbleibender Knochenbruchheilung Unterarmgips mit Einschluss des Daumengrundgelenks für 6 weitere Wochen, dann erneute Röntgenkontrolle und CT-Kontrolle sowie Physio- und Ergotherapie
Woche 6 (12)	Beginn mit Physiotherapie (3x/Woche), eigenständige Bewegungsübungen, ggf. Kompressionshandschuh Wenn nach Woche 12 keine knöcherne Durchbauung im CT operative Therapie wie bei Pseudarthrose (!)
Woche 12	Röntgenkontrolle, ggf. CT-Kontrolle, weiter Physiotherapie (3x/Woche), Ergotherapie (4x/Woche), Gewichts-/Kraftbelastung und Sport möglich
Monat 6	Kontakt-/Kampfsport möglich

Operative Versorgung mittels Schraube (Versorgung der distalen Radiusfraktur via Plattenosteosynthese; gelenkübergreifender Fixateure externe)

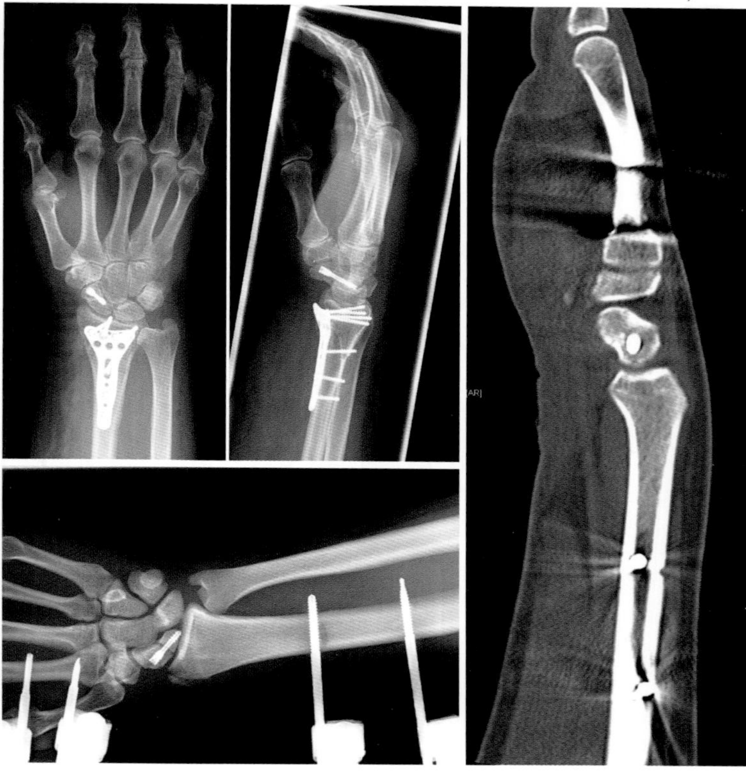

Zeit nach Op	Maßnahme
Im Op	Anlegen eines Unterarmnavicularegipses für 6 Wochen
Tag 1	Aktive Bewegungsübungen aus der Gipsschiene heraus, ggf. Interimskompressionshandschuh
Tag 3	Röntgenkontrolle
Woche 1-6	Physiotherapie (3x/Woche), KEINE Belastung (!), eigenständige Bewegungsübungen, Schreibtischtätigkeiten ab Woche 2-4
Tag 11	Entfernung des Wundmaterials
Woche 6	CT-Kontrolle (Durchbauung?), Abtrainieren und Weglassen der Gipsschiene Bei Pseudarthrose → Op (!) (Auffüllung mit Knochenblock aus Beckenknochen/Matti-Russe-Plastik)
Woche 7-8	Ergotherapie (4x/Woche) zur Aufbelastung mit Vollbelas-tung ab Woche 8-10, eigenständige Bewegungsübungen, Sport ab Monat 4-6 möglich
Monat 6	Kontakt-/Kampfsport möglich

49 Scaphoidfraktur, operativ

Postoperative Behandlung mit einer Daumengelenkorthese

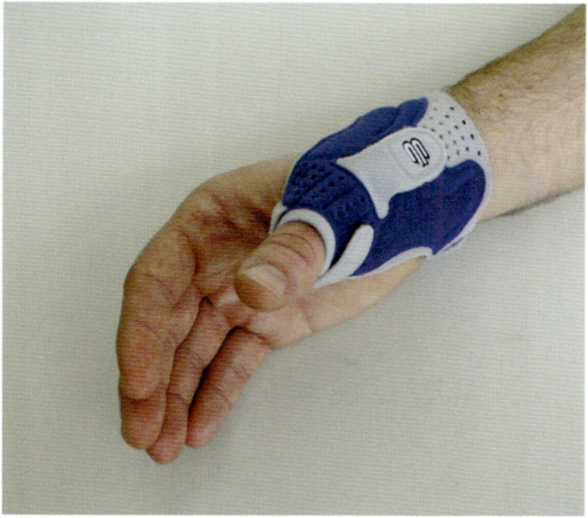

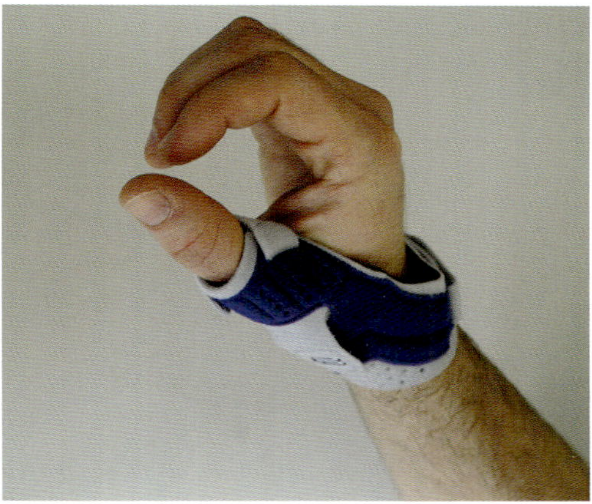

Zeit nach Op	Maßnahme
Im Op	Anlegen einer Gipsschiene mit Daumeneinschluß für 6 Wochen (Ruhigstellung für 4-6 Wochen (!))
Tag 11	Entfernung des Wundmaterials
Woche 2	Ggf. Wechsel auf eine Orthese/Daumenschiene (korrekte Ruhigstellung des Daumengrundgelenks mit Beweglichkeit des Daumenendgelenks (!))
Woche 6	Abtrainieren der Gipsschiene/Orthese und Beginn mit dosierter physiotherapeutischer Beübung und Aufbelastung (immer im schmerz- und schwellungsfreien Bereich (!)), regelmäßige Handbäder in lauwarmem Wasser für 6 Wochen, noch KEIN verletzungsgefährdender Sport (!)
Ab Monat 4	Kontaktsport möglich

(Ruptur des ulnaren Kollateralbandes am Daumengrundgelenk)

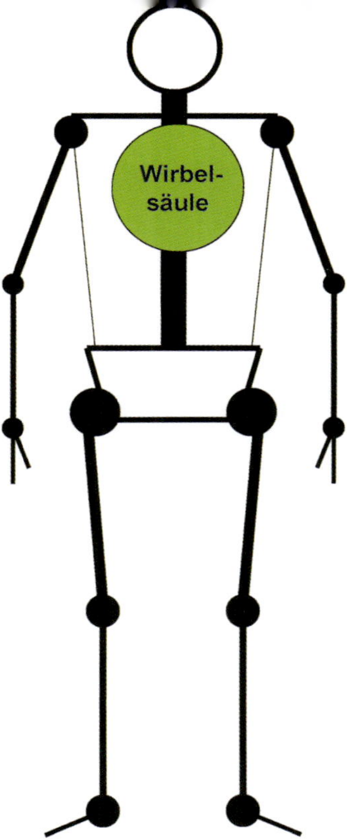

Wirbelsäule

Einbringen von Zement in den Wirbelkörper

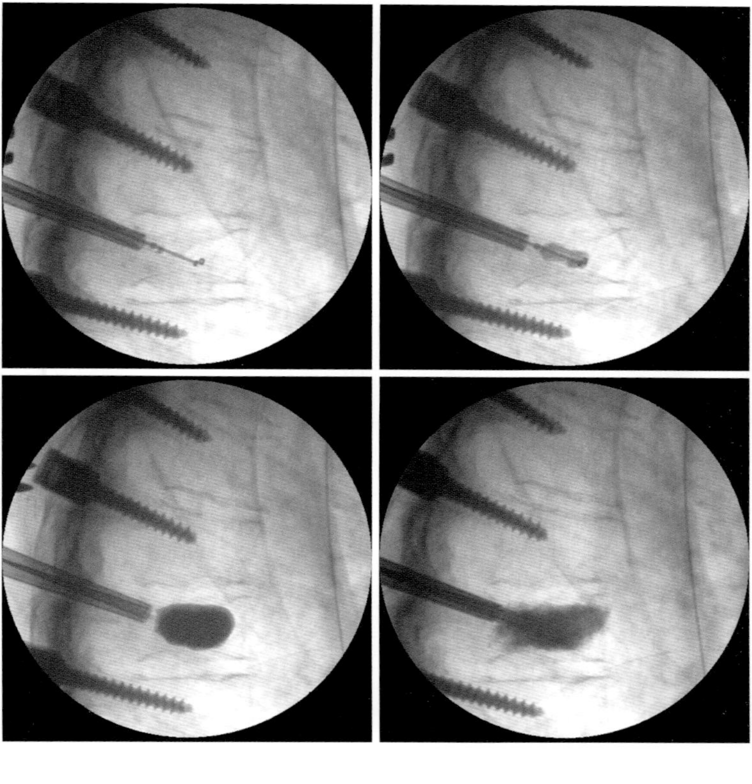

Zeit nach Op	Maßnahme
Tag 1	Sofortiger Beginn mit physiotherapeutischer Beübung und Mobilisation unter Vollbelastung, Schwerpunkte sind isometrischer Muskelaufbau und Haltungs- und Bewegungstraining (Rückenschule (!)), KEIN Heben schwerer Lasten für 6 Wochen (!)
Tag 3	CT-Kontrolle und Röntgenkontrolle Thorax z. A. Zementembolie
Tag 7	Röntgenkontrolle
Tag 11	Entfernung des Wundmaterials
Woche 2	Schwimmen und Radfahren mit möglichst aufrechter Körperhaltung möglich
Woche 3	Röntgenkontrolle
Woche 6	Röntgenkontrolle
Ab Woche 6	Belastungsaufbau
Wichtig:	Osteoporoseprophylaxe (ggf. Knochendichtemessung (!), Sturzprophylaxe, Gleichgewichtstraining)

51 Kyphoplastie, Vertebroplastie

Mobilisation in der Dreipunkt-Hyperextensionsorthese

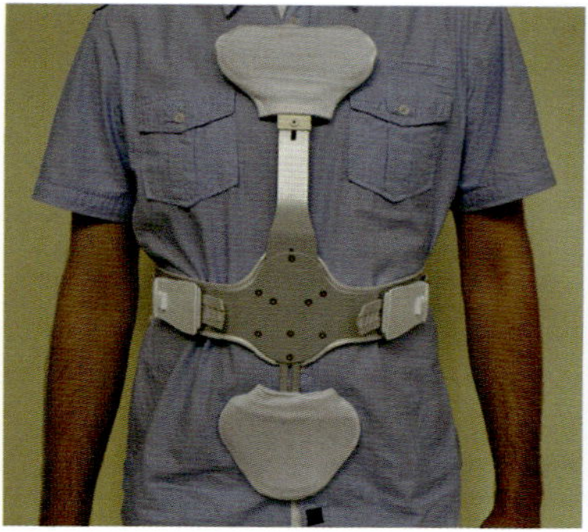

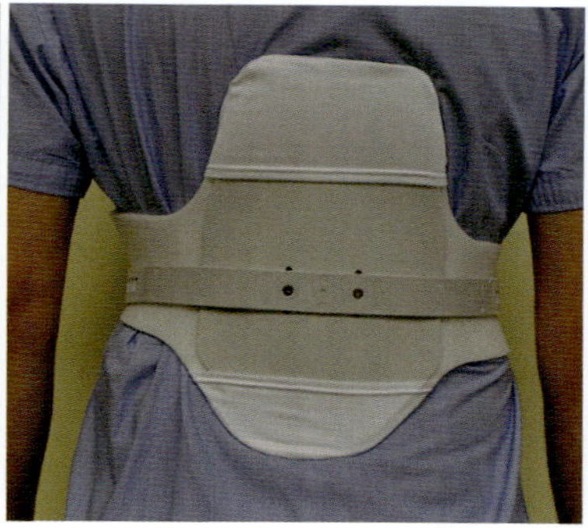

Zeit	Maßnahme
Unfalltag	Bettruhe in Abhängigkeit der Frakturart 3 - 6 Wochen! Schmerzfreie Lagerung im Bett, Schmerztherapie
Tag 1	Erhalt der Beweglichkeit, Spannungsübungen, Kräftigungsübungen mit dem Theraband, Kreislauftraining, Atemtraining, Stuhlregulation (!), evtl. Anpassung eines Stützkorsetts/halbelastischen Mieders zur Mobilisation
Tag 7	Röntgenkontrolle
Woche 2, 3, 4	Röntgenkontrolle
Woche 4-6	Beginn mit Gangschule nach Befund und Kreislaufsituation (Gehwagen, Rollator oder frei), Treppentraining, Haltungsschule, Transferübungen (Liegen zum Sitz und zurück), Stabilisationstraining, zunehmende muskelkräftigende Physiotherapie für die gesamte Wirbelsäule, Therapieschwimmen
Woche 6, 9, 12	Röntgenkontrolle, klinische Kontrolle, CT-Kontrolle (nach 6 und 12 Wochen) *Bei persistierender Dislokation/Sinterung → ggf. Op (!)*
Monat 6, 9, 12	Röntgenkontrolle, klinische Kontrolle, CT-Kontrolle (nach 12 Monaten), bei gutem Verlauf Tragen, Heben und Sport ab Monat 6 erlaubt, lebenslang Rückenschule (!)

Mittels Fixateure interne stabilisierte Impressionsfraktur von BWK 12

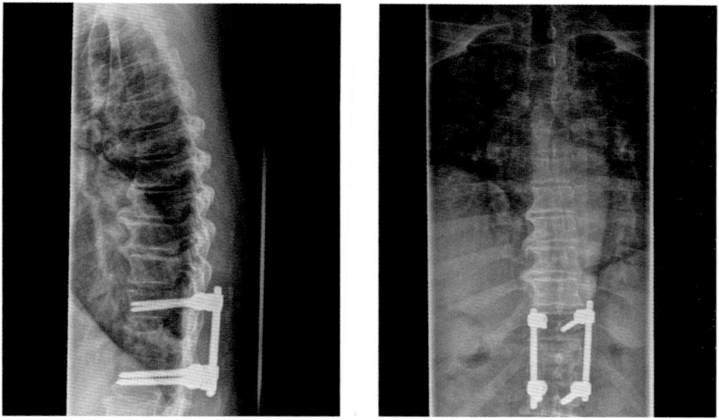

Dorsale Stabilisierung mittels Fixateure interne
von BWK 10/11 auf LWK 1/2 bei BWK 12 Fraktur

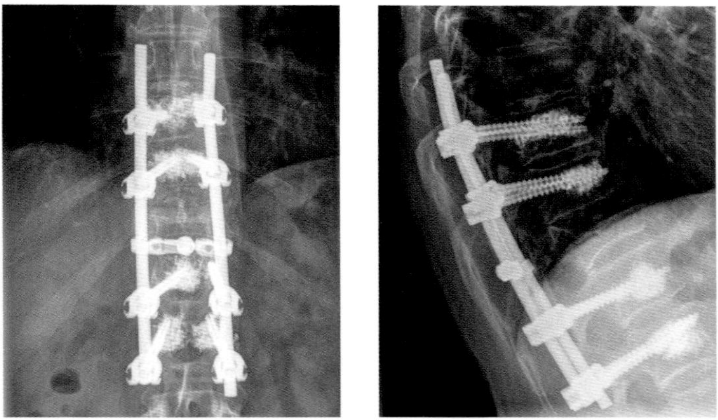

Zeit nach Op	Maßnahme
Tag 1	Schmerzadaptiertes und assistiertes Bewegen aller Extremitäten, Atemtraining
Tag 2	Mobilisierung am Gehwagen, nach Kreislaufstabilisierung Umstellung auf Unterarmgehhilfen, später frei, Haltungsschule, Transferübungen (Liegen zum Sitz und zurück), Physiotherapie zur Wirbelsäulenstabilisierung, Stand- und Gangschule, Treppentraining
Tag 3	CT-Kontrolle der Schraubenlage und Neurostatus
Tag 11	Entfernung des Wundmaterials, Therapieschwimmen (KEIN Brustschwimmen (!)), KEINE Physiotherapie in Bauchlage (!), Rückenschule
Woche 6	Röntgenkontrolle, ggf. ventrale Stabilisierung
Woche 12	Röntgenkontrolle und klinische Kontrolle
Monat 6 und 12	Röntgenkontrolle, klinische Kontrolle, bei gutem Verlauf Tragen, Heben und Sport ab Monat 6 erlaubt, CT-Kontrolle (nach 12 Monaten), Materialentfernung nicht vor 1 Jahr (!)

53 Instabile Wirbelkörperfraktur, operativ

(Brust-/Lendenwirbelsäule, dorsale Stabilisierung)

Dorso-ventrale Stabilisierung mittels Cage

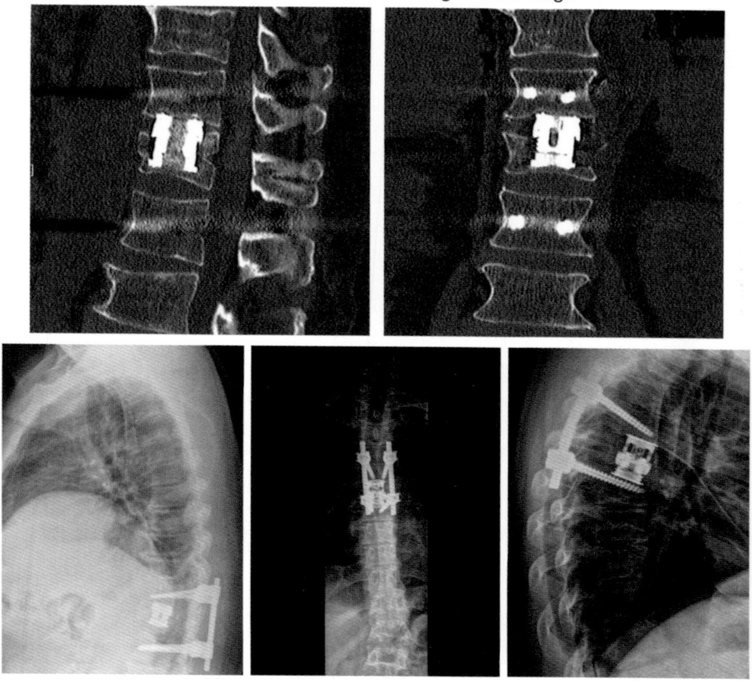

Zeit nach Op	Maßnahme
Vor ventraler Stabilisierung	Bei lumbalen Eingriffen: Mildes Abführen (!) Bei thorakalen Eingriffen: Intensive Atemgymnastik (!)
Tag 1	Freie Lagerung im Bett und intensives Atemtraining (Patient hat evtl. noch Thoraxdrainage (!)), Schmerzadaptiertes und assistiertes Bewegen aller Extremitäten
Tag 2	Entfernung der Thoraxdrainage und Röntgenkontrollen
Tag 3	CT-Kontrolle und Neurostatus, Mobilisierung am Gehwagen, nach Kreislaufstabilisierung Umstellung auf Unterarmgehhilfen, später frei, Stand- und Gangschule, Haltungsschule, Transferübungen (Liegen zum Sitz und zurück), Treppentraining, Rückenschule, Physiotherapie zur Wirbelsäulenstabilisierung, funktionelle Physiotherapie in allen Bewegungsrichtungen
Tag 11	Entfernung des Wundmaterials, Therapieschwimmen (KEIN Brustschwimmen (!)), KEINE Physiotherapie in Bauchlage (!)
Woche 6	Röntgenkontrolle, uneingeschränkte Mobilisierung und Kräftigung der Wirbelsäule, berufsadaptierte Nachbehandlung, Wiedererlangung der Arbeitsfähigkeit nach Woche 12
Monat 10-12	Ggf. Materialentfernung dorsal wenn CT-Kontrolle in Ordnung
Monat 3 und 6	Röntgenkontrolle und klinische Kontrolle, bei gutem Verlauf Tragen, Heben und Sport ab Monat 6 erlaubt
Monat 12	CT-Kontrolle

I. Zweizeitiges operatives Vorgehen im Abstand von 6 -12 Wochen

II. Zur Nachbehandlung nach der Primäroperation siehe „Instabile Wirbelkörperfraktur, operativ (dorsale Stabilisierung)" ohne axiale Belastung

54 Instabile Wirbelkörperfraktur, operativ

(Brust-/Lendenwirbelsäule, dorso-ventrale Stabilisierung)

2-Monate konservativ behandelte BWK 10-12
Kompressionsfrakturen ohne signifikante Nachsinterung im Verlauf

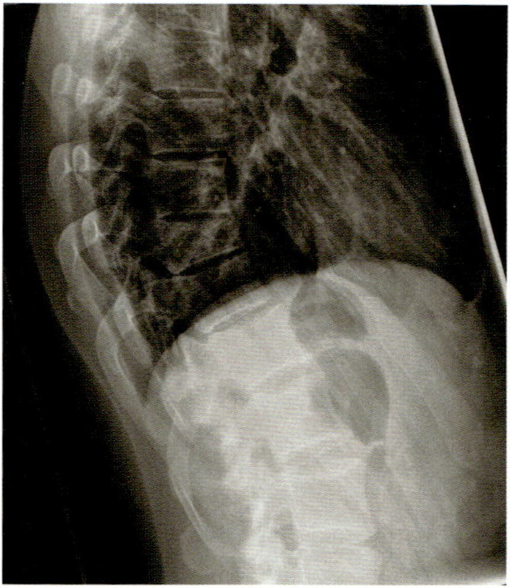

Rückenorthese zur Aufrichtung der Wirbelsäule

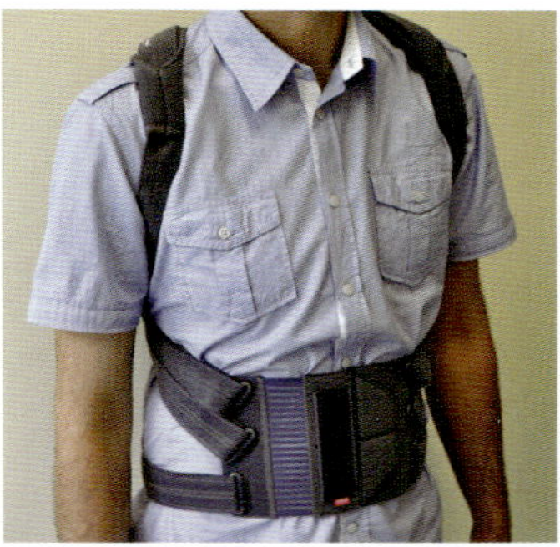

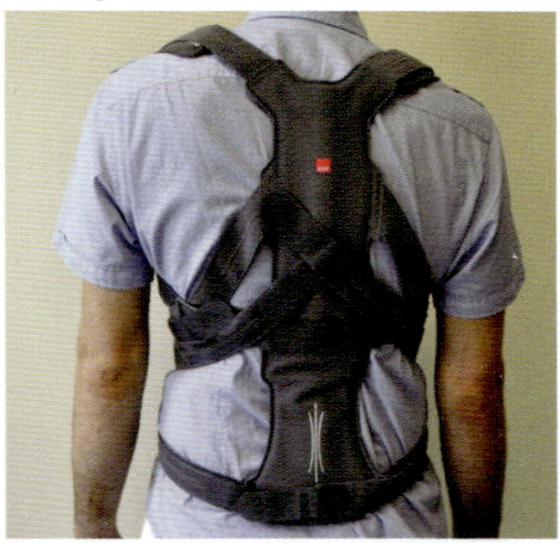

Zeit	Maßnahme
Tag 1	Schmerzfreie Lagerung im Bett, Schmerztherapie, Atemtraining, funktionelle, stabilisierende und muskelkräftigende Physiotherapie der Wirbelsäule in axialer Haltung, Drehen „en-bloc" möglich, wirbelsäulengerechtes Aufstehen aus dem Bett, Gangschule nach Befund (Gehwagen, Rollator oder frei), Treppentraining, Rückenschule, Haltungsschule, Stabilisationstraining
Tag 3	Therapieschwimmen (KEIN Brustschwimmen (!)), KEINE Physiotherapie in Bauchlage (!)
Tag 7	Röntgenkontrolle im Stehen (Kyphosewinkel? Sinterung?), Sitztraining
Woche 2 und 4	Röntgenkontrolle im Stehen (Kyphosewinkel? Sinterung?), Physiotherapie weiter
Woche 5	Beginn der Rumpfbeugung und aller weiteren bislang ausgelassenen Wirbelsäulenbewegungen
Woche 6	Röntgenkontrolle im Stehen (Kyphosewinkel? Sinterung?), Physiotherapie mit aufsteigender Belastung bis zur Vollbelastung und Alltagsbelastung
Woche 10-12	Abschluss der Behandlung und Wiedereingliederung in das Berufsleben, lebenslang Rückenschule in Eigenübung! *Bei deutlich zunehmender Kyphosierung/Dislokation/Sinterung → Op (!)*

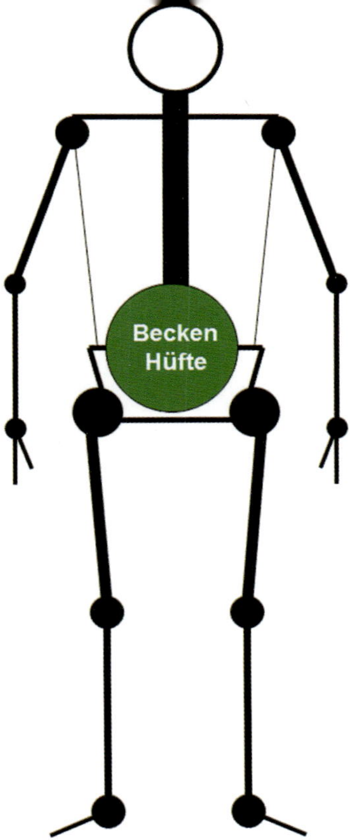

Becken/Hüfte

Nicht dislozierte Fraktur des vorderen Pfeilers des Acetabulums links

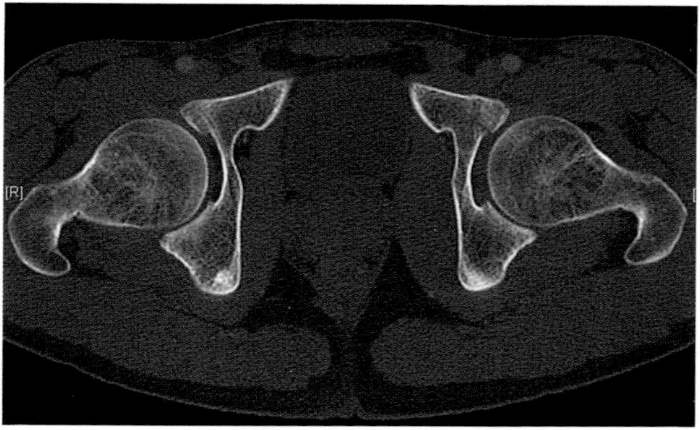

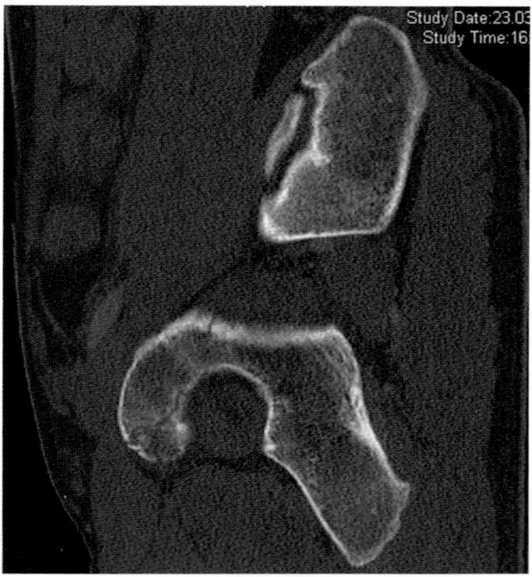

Zeit	**Maßnahme**
Unfalltag	Ggf. Anlegen einer suprakondylären Extension für 3-6 Wochen (bei zentraler Hüftluxation (!))
Tag 1	Isometrische Spannungsübungen der unteren Extremitäten, Beckenmuskeltraining, funktionelle Physiotherapie (NICHT bei Hüftluxation (!)), Atemgymnastik, Schmerztherapie, Entstauungstherapie, Anleitung zu Eigenbewegungen der Füße und der Unterschenkel, KEINE Streckhebung für 8 Wochen (!), Kompressionsstrumpfhose
Tag 2	Mobilisation über die gesunde Seite zunächst am Gehwagen, dann mit Gehstützen und Sohlenkontakt bis Woche 6-12, Stuhlregulation (!) *Bei Beinschwellung Thromboseausschluss (Duplex (!))*
Tag 5	Röntgenkontrolle Beckenübersicht, ggf. Zusatzaufnahmen (Ala-/Obturatoraufnahme), ggf. CT-Becken
Woche 3 und 6	Röntgenkontrolle Beckenübersicht, ggf. Zusatzaufnahmen (Ala-/Obturatoraufnahme), ggf. CT-Becken, bei gutem Verlauf und Heilung dosierter Belastungsaufbau bis zum halben Körpergewicht
Woche 12	Röntgenkontrolle Beckenübersicht, ggf. Zusatzaufnahmen (Ala-/Oturatoraufnahme), ggf. CT-Becken, dosierte Aufbelastung bis Vollbelastung, Reha ab Woche 12, Röntgenkontrollen jährlich: Coxarthrose?
Monat 6	Freigabe zum Sport

Plattenosteosynthese des Acetabulums von dorsal

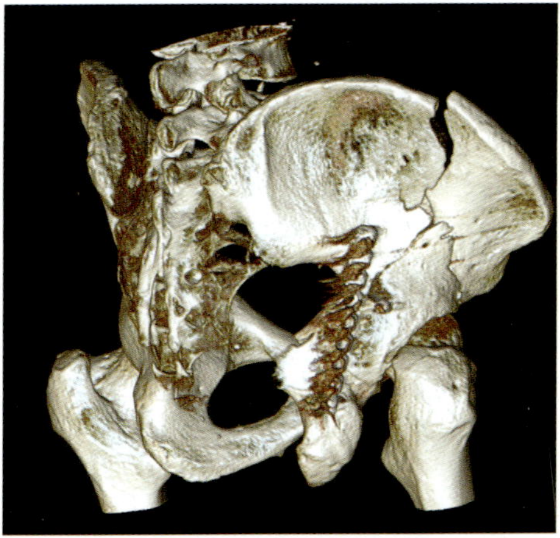

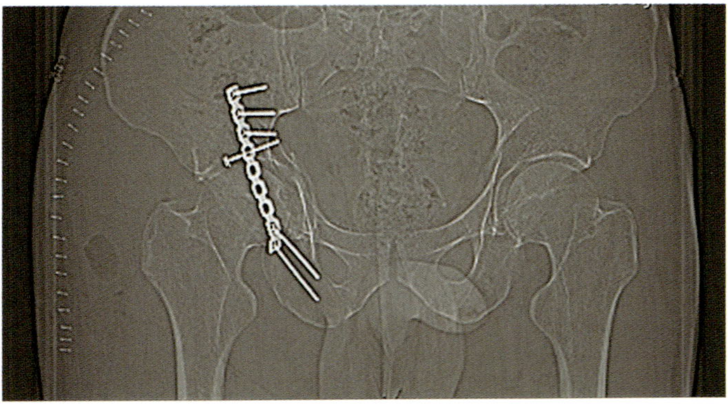

Zeit nach Op	Maßnahme
Tag 1	Assistiertes Bewegen der Hüfte, Flexion mit kurzem Hebel und Abduktion, Atemgymnastik, isometrische Spannungsübungen der unteren Extremitäten, Anleitung zu Eigenbewegungen der Füße und der Unterschenkel, Entstauungstherapie, Mobilisation auf die Bettkante im Barhockersitz mit Hüftflexion nicht > 90 Grad (!), Kompressionsstrumpfhose, Ossifikationsprophylaxe (!)
Tag 2	Mobilisation über die gesunde Seite zunächst am Gehwagen, dann mit Gehstützen und Sohlenkontakt bis Woche 6, zunehmende aktive Bewegungsübungen (KEINE Flexion > 90 Grad (!)), Motorschiene
Tag 4, 7, 11	Sonografische Kontrollen des Operationsbereichs, Stuhlregulation (!), *Bei Beinschwellung Thromboseausschluss (Duplex (!))*
Tag 7	Röntgenkontrolle Beckenübersicht, ggf. Zusatzaufnahmen (Ala-/Obturatoraufnahme), ggf. CT-Becken
Tag 11	Entfernung des Wundmaterials, Bewegungsbad (bei guten Wundverhältnissen), Treppentraining
Woche 3	Röntgenkontrolle Beckenübersicht, ggf. Zusatzaufnahmen (Ala-/Obturatoraufnahme), ggf. CT-Becken
Woche 7	Röntgenkontrolle Beckenübersicht, ggf. Zusatzaufnahmen (Ala-/Oturatoraufnahme), ggf. CT-Becken, dosierte Aufbelastung bis Vollbelastung, freies Sitzen, Reha ab Woche 8, Röntgenkontrollen jährlich: Coxarthrose?

Frakturen des oberen und unteren Schambeinasts links

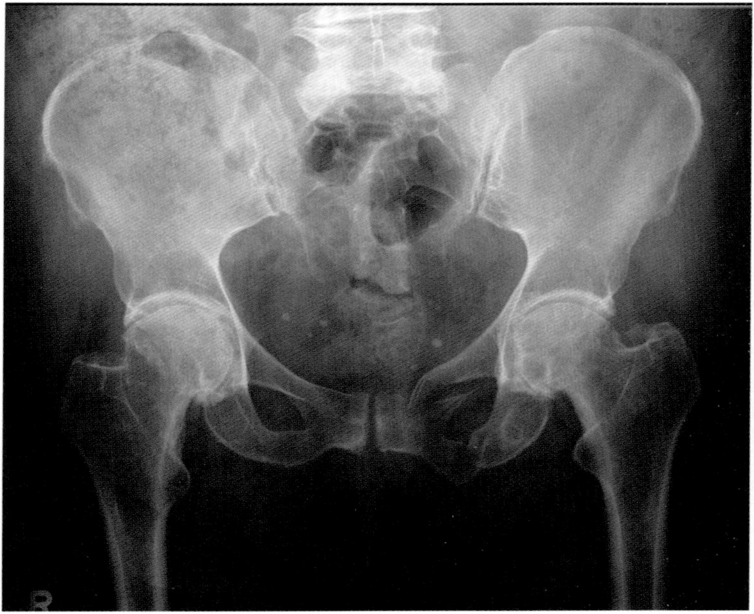

Zeit	Maßnahme
Tag 1	Konsequente Schmerztherapie, assistiertes Bewegen der Hüfte, Flexion mit kurzem Hebel und Abduktion, Atemgymnastik, isometrische Spannungsübungen der unteren Extremitäten, Anleitung zu Eigenbewegungen der Füße und der Unterschenkel, Mobilisation auf die Bettkante, Kompressionsstrumpfhose
Tag 2	Mobilisation über die gesunde Seite im Gehwagen oder Unterarmgehstützen mit Sohlenbelastung bis zur Schmerzfreiheit, dann dosierte Aufbelastung bis zur Vollbelastung, Steigerung der aktiven Bewegungsübungen, Stuhlregulation (!)
Tag 7	Röntgenkontrolle Beckenübersicht, ggf. Zusatzaufnahmen (Inlet-/Outletaufnahmen), bei gutem Allgemeinzustand Bewegungsbad, Treppentraining
Woche 3 und 6	Röntgenkontrolle Beckenübersicht, ggf. Zusatzaufnahmen (Inlet-/Outletaufnahmen), ggf. CT-Becken

ISG-Verschraubung links (Bild links) und beidseits (Bild rechts)

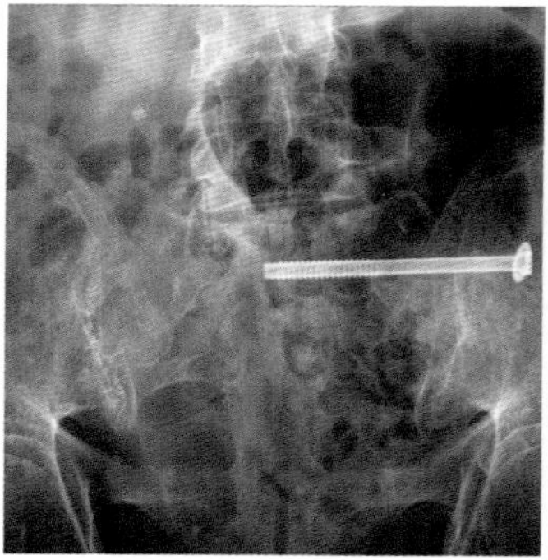

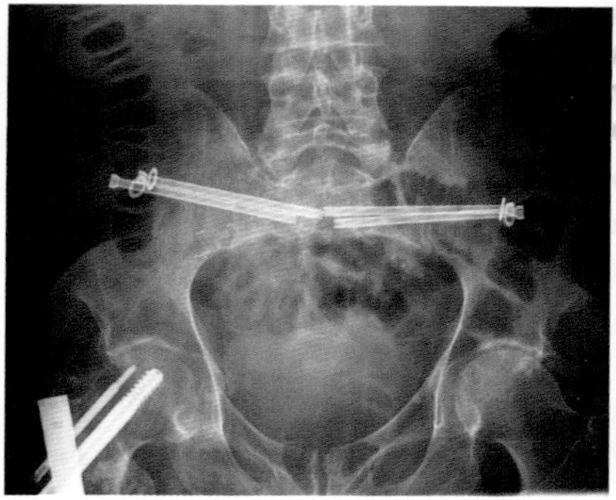

Plattenosteosynthese bei Beckenringfraktur links

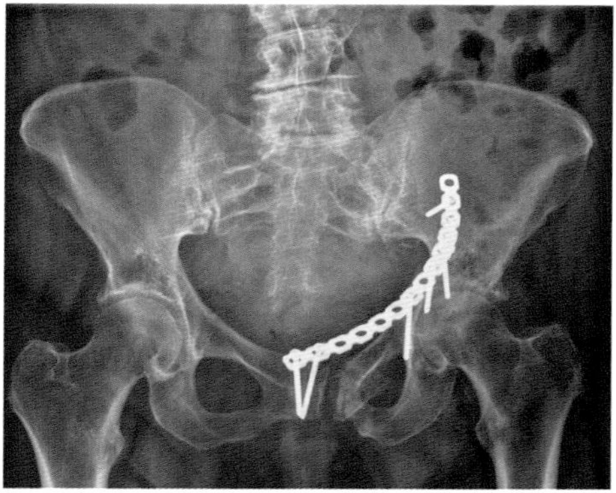

Zeit nach Op	Maßnahme
Tag 1	Assistiertes Bewegen der Hüfte, Flexion mit kurzem Hebel und Abduktion, Atemgymnastik, isometrische Spannungsübungen des Rumpfes und der unteren Extremitäten, Anleitung zu Eigenbewegungen der Füße und der Unterschenkel, Entstauungstherapie, Mobilisation auf die Bettkante, Kompressionsstrumpfhose, Ossifikationsprophylaxe (!)
Tag 2	Mobilisation über die gesunde Seite zunächst am Gehwagen, dann mit Gehstützen und Sohlenkontakt bis Woche 6, zunehmende aktive Bewegungsübungen, Bettradfahren, Motorschiene
Tag 4, 7, 11	Sonographische Kontrollen des Operationsbereichs, Stuhlregulation (!) *Bei Beinschwellung Thromboseausschluss (Duplex (!))*
Tag 7	Röntgenkontrolle Beckenübersicht, ggf. Zusatzaufnahmen (Inlet-/Outletaufnahme), Bewegungsbad (bei guten Wundverhältnissen), Treppentraining
Tag 11	Entfernung des Wundmaterials, Bewegungsbad
Woche 3	Röntgenkontrolle Beckenübersicht, ggf. Zusatzaufnahmen (Inlet-/Outletaufnahme), ggf. CT-Becken
Woche 6	Röntgenkontrolle Beckenübersicht, ggf. Zusatzaufnahmen (Inlet-/Outletaufnahme), ggf. CT-Becken, dosierte Aufbelastung bis zur Vollbelastung, Reha ab Woche 6

Impingement der linken Hüfte

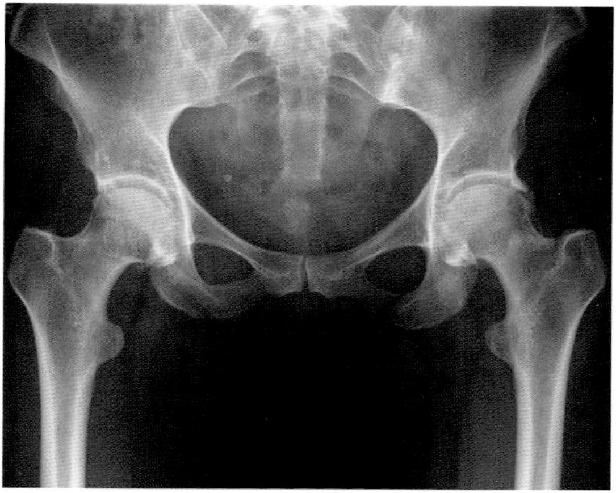

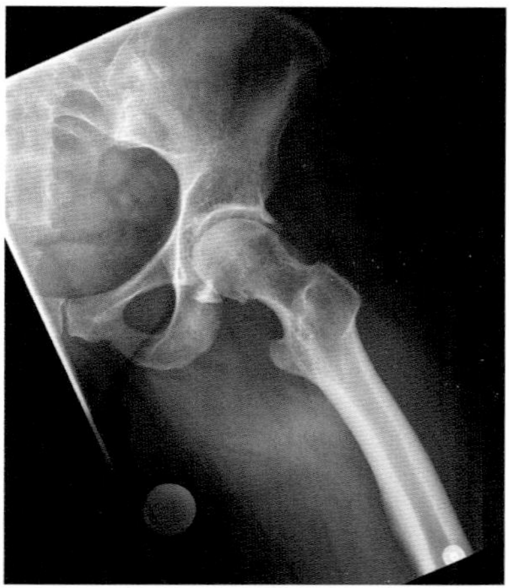

Zeit nach Op	Maßnahme
Op-Tag	Lagerung in Schiene
Tag 1	Schmerzadaptierte Mobilisation unter Sohlenkontakt am Gehwagen oder an Unterarmgehhilfen für 2 Wochen, Gangschule, physiotherapeutische Übungsbehandlung mit Limitierung der Hüftbeugung bis 70 Grad für 4 Wochen (!), Abduktion bis zur Schmerzgrenze, isometrische Spannungsübungen, Atemtraining, Entstauungstherapie, ggf. Oberschenkelkompressionsstrumpf, Ossifikationsprophylaxe (!), KEINE Rotation in der Hüfte, KEIN Krafttraining und KEINE Bewegung im offenen System (!)
Tag 3	Röntgenkontrolle
Tag 11	Entfernung des Wundmaterials
Woche 2	Dosierte Aufbelastung mit Vollbelastung in Woche 3-4 und Abtrainieren/Weglassen der Unterarmgehhilfen (auf korrektes Gangbild ohne Gehhilfen achten (!)), ggf. Bewegungsbad bei guter Wundheilung, physiotherapeutische Übungsbehandlung weiter
Woche 4	Mobilisation unter Vollbelastung, Koordinationsübungen und Trainingstherapie zum Muskelaufbau

60 Femoroacetabuläres Impingement (FAI), operativ (Hüftarthroskopie, offenes Hüftremodelling)

Zustand nach Explantation einer Prothese mit Zement
im proximalen Femurschaft rechts

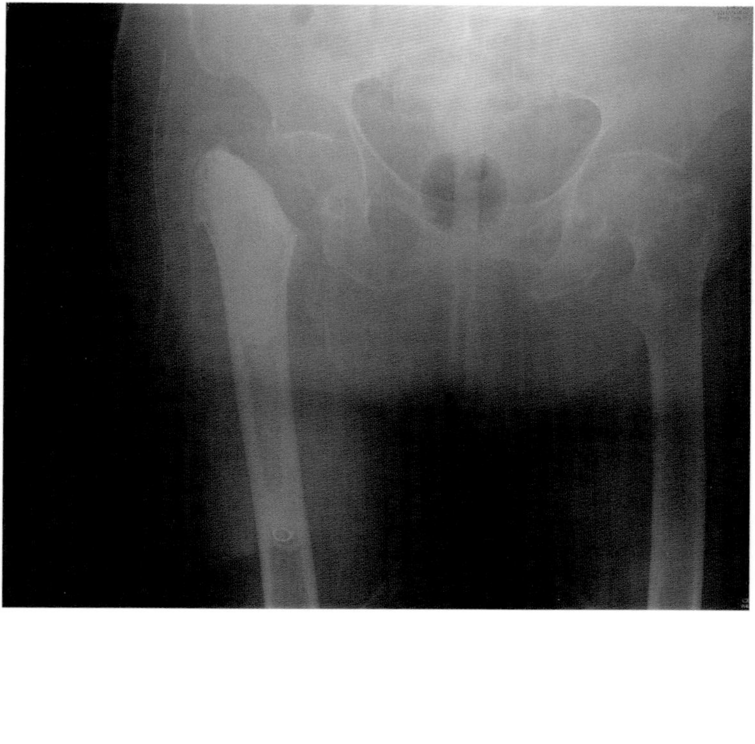

Zeit nach Op	Maßnahme
Op-Tag	Nach operativem Ausbau des Hüftgelenks ggf. Anlage einer Extension der Hüfte oder Lagerung in einer Schaumstoffschiene
Tag 1	Mobilisierung der betroffenen Seite mit schmerzadaptiertem Sohlenkontakt am Gehwagen (an Schuherhöhung denken (!)), Spitzfußprophylaxe, Patellamobilisation, Entstauungstherapie, Mobilisation des Kniegelenks, evtl. in Beugungsschiene *Bei Extension:* Nach Abnahme der Extension vorsichtige Bewegungsübungen der Hüfte mit kurzem Hebel in Flexion/Extension und Abduktion
Tag 5	Röntgenkontrolle Dosierte Aufbelastung bis zur Vollbelastung und zunehmend aktive Bewegungsübungen
Tag 11	Entfernung des Wundmaterials, Ausmessen der Beinverkürzung und Anfertigen eines Schuhausgleichs

61 Girdlestone-Hüfte

Präoperative Planung

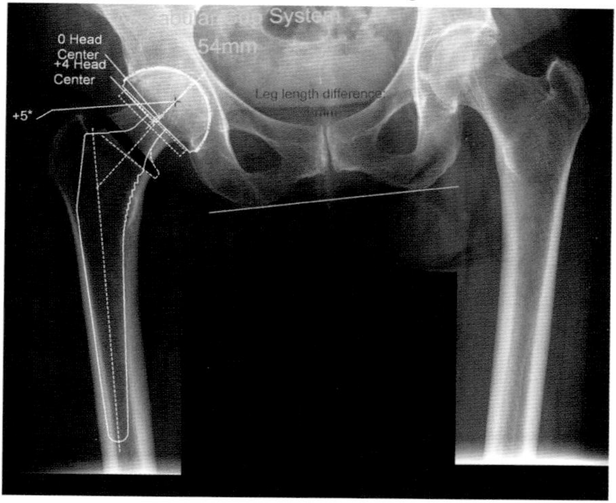

Zustand nach Implantation einer zementfreien Hüftgelenktotalendoprothese links

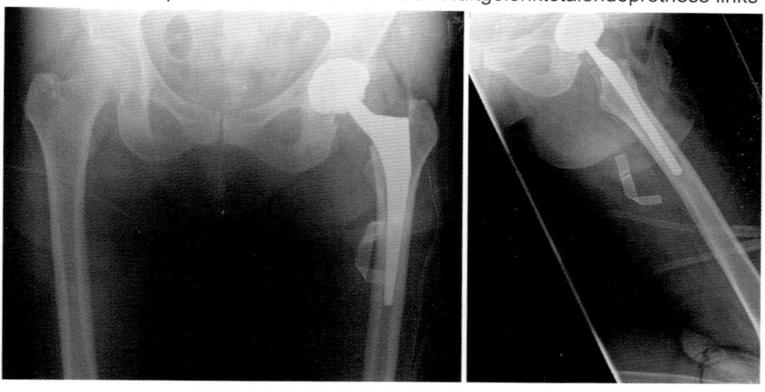

Zeit nach Op	Maßnahme
Op-Tag	Lagerung in Schiene und Abduktionskeil (mindestens bis zur Wundheilung (!))
Tag 1	Assistiertes Bewegen der Hüfte in Flexion, Extension und Abduktion mit kurzem Hebel, Atemtherapie, KEINE Kombinationsbewegungen in Flexion/Innenrotation und/oder Adduktion (!), Entstauungstherapie
Tag 3	Mobilisierung an die Bettkante über die betroffene Seite, weiterhin aktiv-assistierte Bewegungsübungen für die Hüfte
Tag 7	Röntgenkontrolle, Mobilisation im Gehwagen mit Sohlenkontakt, bei sicherem Gangbild Wechsel auf Unterarmgehhilfen, zunehmend aktive Bewegungsübungen, Verhaltensregeln erklären (z.B. kein Überschlagen der Beine im Sitzen, keine Flexion in der Hüfte über 90 Grad, keine Adduktion über Körpermittellinie, Anziehhilfen und Toilettenaufsatz benutzen (!)), Oberschenkelkompressionsstrumpf
Tag 11	Entfernung des Wundmaterials, dosierte Aufbelastung bis zur Vollbelastung in Woche 6, ggf. Bewegungsbad bei guten Wundverhältnissen, ggf. Heilmittelversorgung, Ergotherapie
Woche 6	Röntgenkontrolle, Vollbelastung (auf korrektes Gangbild ohne Gehhilfen achten (!))

Zustand nach Implantation einer zementierten Hüftgelenktotalendoprothese links

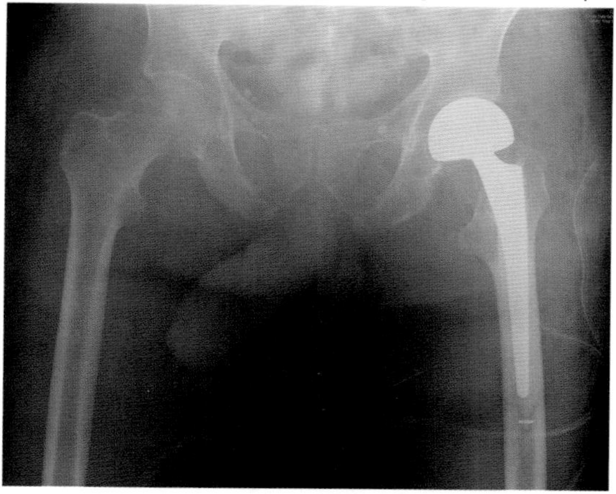

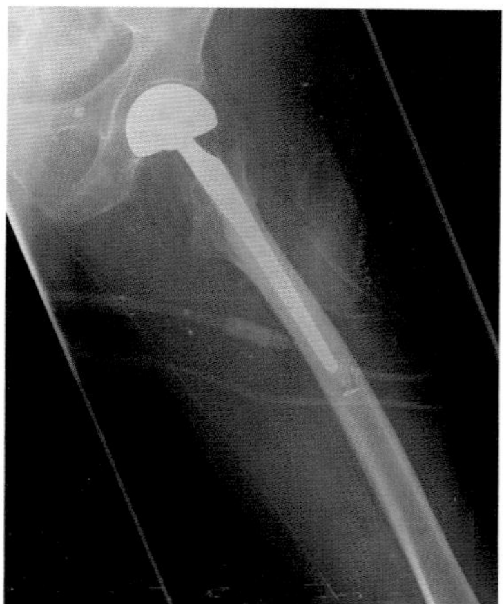

Zeit nach Op	Maßnahme
Op-Tag	Lagerung in Schiene und Abduktionskeil (mindestens bis zur Wundheilung (!))
Tag 1	Schmerzadaptierte Mobilisation ab Tag 1 möglich (!), assistiertes Bewegen der Hüfte in Flexion, Extension und Abduktion mit kurzem Hebel, Atemtherapie, KEINE Kombinationsbewegungen in Flexion/Innenrotation und/oder Adduktion (!), Entstauungstherapie
Tag 3	Mobilisierung an die Bettkante über die betroffene Seite, weiterhin aktiv-assistierte Bewegungsübungen für die Hüfte, bei guter Wundheilung rascher Belastungsaufbau bis zur Vollbelastung, bei sicherem Gangbild zügiger Wechsel auf Unterarmgehhilfen
Tag 7	Röntgenkontrolle, zunehmend aktive Bewegungsübungen, Verhaltensregeln erklären (z.B. kein Überschlagen der Beine im Sitzen, keine Flexion in der Hüfte über 90 Grad, keine Adduktion über Körpermittellinie, Anziehhilfen und Toilettenaufsatz benutzen (!)), Oberschenkelkompressionsstrumpf
Tag 11	Entfernung des Wundmaterials, ggf. Bewegungsbad bei guten Wundverhältnissen, Abtrainieren der Unterarmgehhilfen (auf korrektes Gangbild ohne Gehhilfen achten!), ggf. Heilmittelversorgung
Woche 6	Röntgenkontrolle

Zustand nach Revisionsoperation einer Hüftgelenktotalendoprothese mit Pfannenwechsel rechts

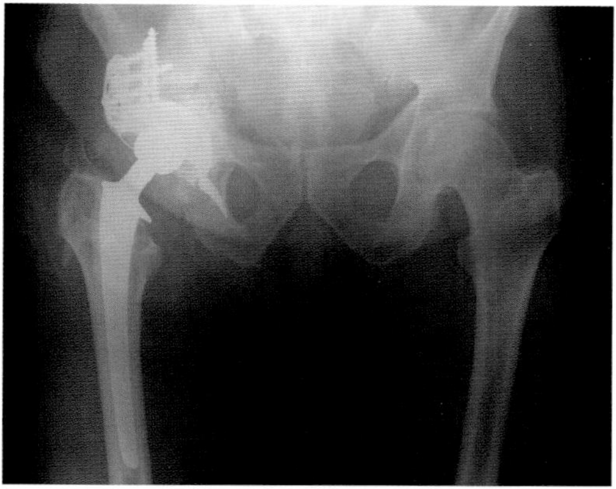

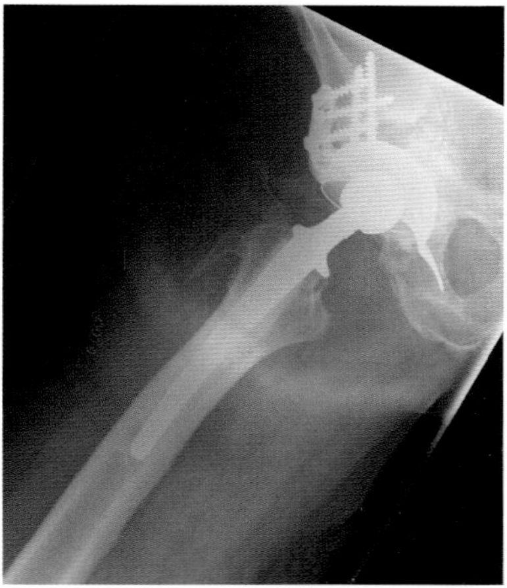

Zeit nach Op	Maßnahme
Op-Tag	Lagerung in Schiene und Abduktionskeil (mindestens bis zur Wundheilung (!))
Tag 1	Schmerzadaptierte Mobilisation am Gehwagen unter Sohlenkontakt ab Tag 1-2 möglich (!), assistiertes Bewegen der Hüfte in Flexion, Extension und Abduktion mit kurzem Hebel, Atemtherapie, KEINE Kombinationsbewegungen in Flexion/Innenrotation und/oder Adduktion (!), Entstauungstherapie, Ossifikationsprophylaxe (!)
Tag 3	Mobilisierung auf die Bettkante über die betroffene Seite, weiterhin aktiv-assistierte Bewegungsübungen für die Hüfte, Fortsetzung der Mobilisation unter Sohlenkontakt, bei sicherem Gangbild zügiger Wechsel auf Unterarmgehhilfen
Tag 7	Röntgenkontrolle, zunehmend aktive Bewegungsübungen, Verhaltensregeln erklären (z.B. kein Überschlagen der Beine im Sitzen, keine Flexion in der Hüfte über 90 Grad, keine Adduktion über Körpermittellinie, Anziehhilfen und Toilettenaufsatz benutzen (!)), Oberschenkelkompressionsstrumpf
Tag 11	Entfernung des Wundmaterials, ggf. Bewegungsbad bei guten Wundverhältnissen
Woche 6	Röntgenkontrolle und Aufbelastung von 10 kg pro Woche bis zur Vollbelastung, Abtrainieren der Unterarmgehhilfen (auf korrektes Gangbild ohne Gehhilfen achten (!)), ggf. Heilmittelversorgung

Schraubenosteosynthese einer Hüftkopffraktur rechts

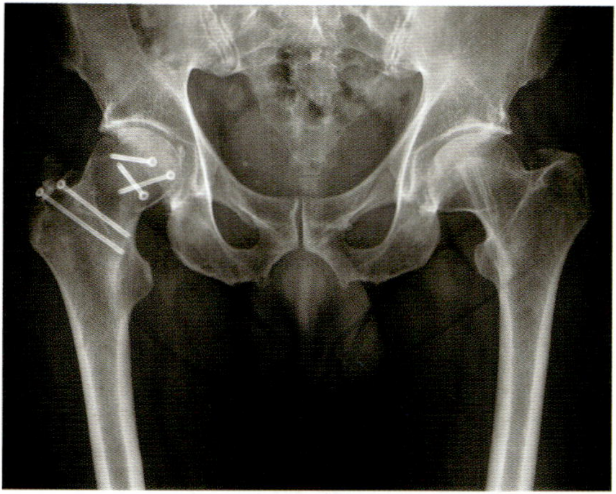

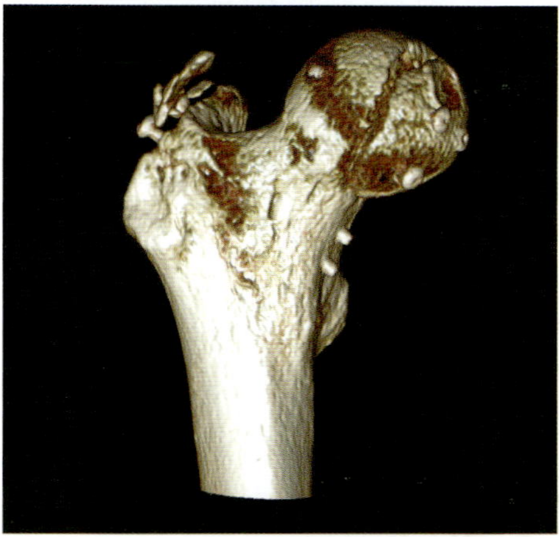

Zeit nach Op	Maßnahme
Op-Tag	Lagerung in einer Schiene
Tag 1	Frühfunktionelle Beübung der unteren Extremität, passive und aktiv-assistierte Bewegung des Hüftgelenks, evtl. Bewegungsschiene, Atemtraining, Entstauungstherapie, Oberschenkelkompressionsstrumpf, Ossifikationsprophylaxe (!)
Tag 3	CT-Kontrolle (Stellungskontrolle und Ausschluss intraartikulärer Knochenfragmente (!)), Mobilisation mit Sohlenkontakt an Unterarmgehhilfen (für 8-12 Wochen), isometrische Übungen, Kräftigung der Oberschenkel- und rumpfstabilisierenden Muskulatur
Tag 11	Entfernung des Wundmaterials, ggf. Bewegungsbad bei guter Wundheilung
Woche 3	Röntgenkontrolle
Woche 6	Röntgenkontrolle
Woche 12	Röntgenkontrolle und Beginn der dosierten Aufbelastung mit Vollbelastung in Woche 15 (bei Fragmentnachweis im Gelenk ggf. arthroskopische Entfernung vor Belastung (!))
Monat 3	MRT-Kontrolle zum Ausschluss einer Femurkopfnekrose

Mit Osteosynthese versorgte Symphysensprengung

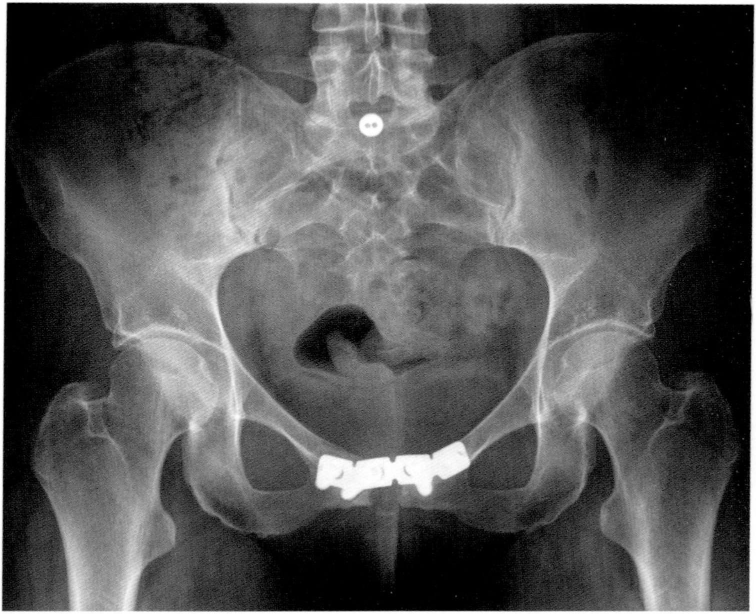

Zeit nach Op	Maßnahme
Tag 1	Schmerzadaptierte Mobilisation am Gehwagen oder Unterarmgehhilfen beidseits, aktiv-assistierte Bewegungsübungen für alle Extremitäten, KEINE Hüftflexion > 90 Grad (!), Atemgymnastik, Entstauungstherapie, Kräftigungsübungen mit Theraband
Tag 7	Röntgenkontrolle, Kontrolle Sphinkterfunktion (Neurostatus (!))
Tag 11	Entfernung des Wundmaterials, Abtrainieren und Weglassen der Unterarmgehhilfen nach Beschwerdebild und dosierte Aufbelastung mit Vollbelastung in Woche 6
Woche 3	Röntgenkontrolle
Woche 6	Röntgenkontrolle, Vollbelastung und freie Beweglichkeit, Kontrolle Sexualfunktion
Monat 3	Freigabe zum Sport

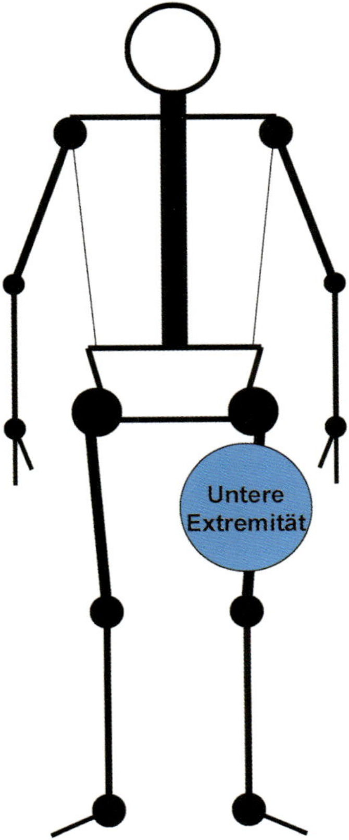

Untere Extremität

Operative Versorgung von Femurschaftfrakturen
mit Marknagelosteosynthesen (2 Beispiele)

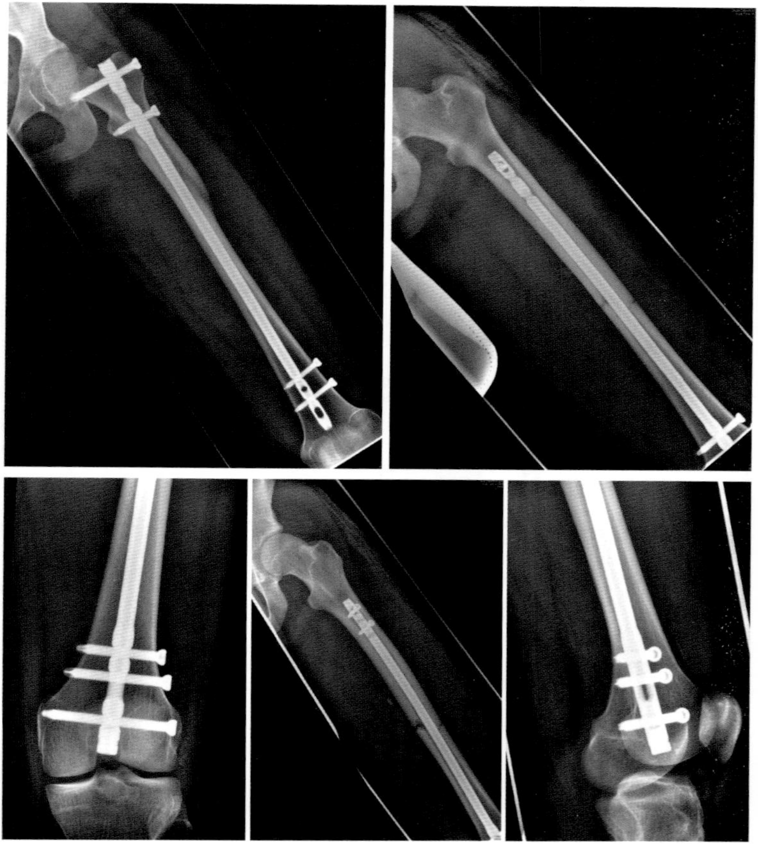

Zeit nach Op	Maßnahme
Im Op	Anlegen eines elastischen Verbandes
Tag 1	Aktive Physiotherapie aller Gelenke, Fuß heben und senken (v.a. Kniegelenk trainieren (!)), Mobilisation unter Sohlenkontakt an Unterarmgehhilfen für 6 Wochen, Motorschiene, Treppentraining, Entstauungstherapie, Kompressionsstrumpf Klasse II
Tag 7	Röntgenkontrolle, Gangschule, Bewegungsübungen ohne Limitierung *Bei V.a. Torsionsdifferenz: Rotations-CT (!)*
Tag 11	Entfernung des Wundmaterials, Physiotherapie mit Gangschule/Bewegungsübungen ambulant
Woche 3	Röntgenkontrolle
Woche 6	Röntgenkontrolle, Abtrainieren und Weglassen der Unterarmgehhilfen, schmerzadaptierte Aufbelastung bis Vollbelastung in Woche 8 (auf korrektes Gangbild ohne Gehhilfen achten (!))
Woche 8	Stationäre Rehabilitation mit dem Ziel der sicheren Vollbelastung, Arbeitsfähigkeit ab Woche 12-16
Woche 12-16	Ggf. Marknageldynamisierung

Femurschaftfraktur, operativ
(Marknagel)

Konservative Behandlung einer isolierten Fibulafraktur
(Clips bei großflächigem Weichteilschaden)

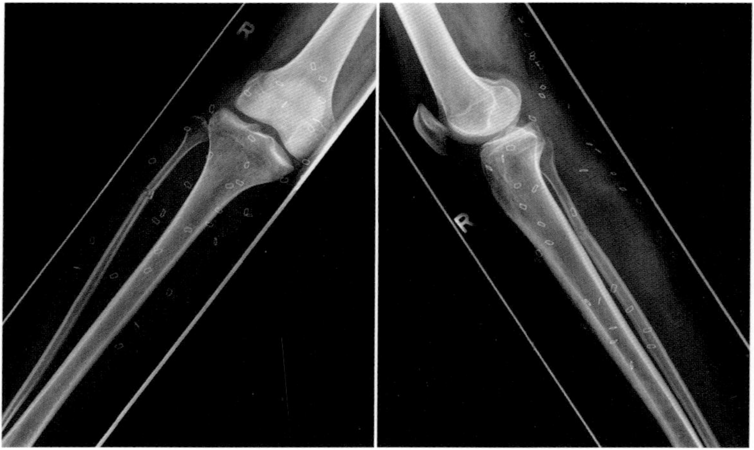

Zeit	Maßnahme
Unfalltag	In der Regel genügt ein straffer elastischer Verband oder ein Tape. Bei deutlicher Schwellung muss aber unbedingt an ein mögliches Kompartmentsyndrom gedacht werden (!) Schmerzadaptierte Mobilisation bis zur Vollbelastung, ggf. an Unterarmgehhilfen, Belastung abhängig vom Belastungsschmerz, Vollbelastung möglich (!)
Tag 7	Röntgenkontrolle
Woche 3 und 6	Röntgenkontrolle

Osteosynthetische Versorgung mittels Trochanternagel

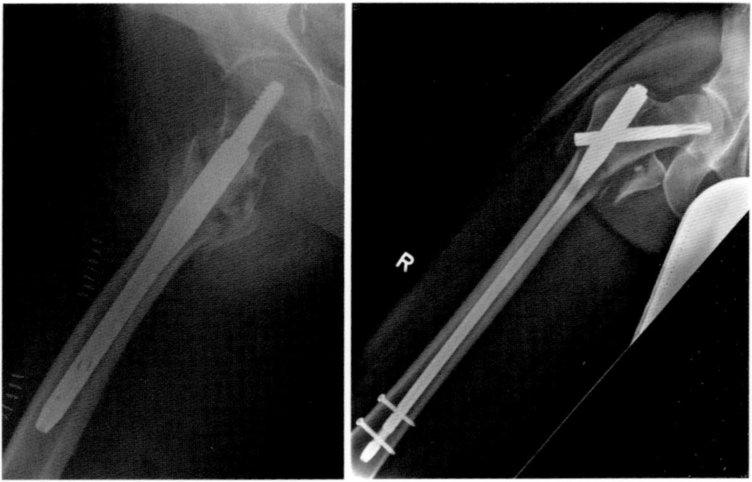

Zeit nach Op	Maßnahme
Op-Tag	Lagerung auf Schiene
Tag 1	Schmerzadaptierte Mobilisation und Gangschule zur vollen Belastung, anfangs ggf. am Gehwagen, später an Unterarmgehhilfen, Physiotherapie der unteren Extremität, evtl. Motorschiene, Entstauungstherapie, Atemtraining, Oberschenkelkompressionsstrumpf
Tag 2	Muskeltraining und Gangschule, Treppentraining
Tag 7	Röntgenkontrolle
Tag 11	Entfernung des Wundmaterials
Woche 3	Röntgenkontrolle, Abtrainieren und Weglassen der Gehhilfen (auf korrektes Gangbild ohne Gehhilfen achten (!))
Woche 6	Röntgenkontrolle

69 Per-/Subtrochantäre Femurfraktur, operativ

Osteosynthese einer Pilonfraktur mit Platte

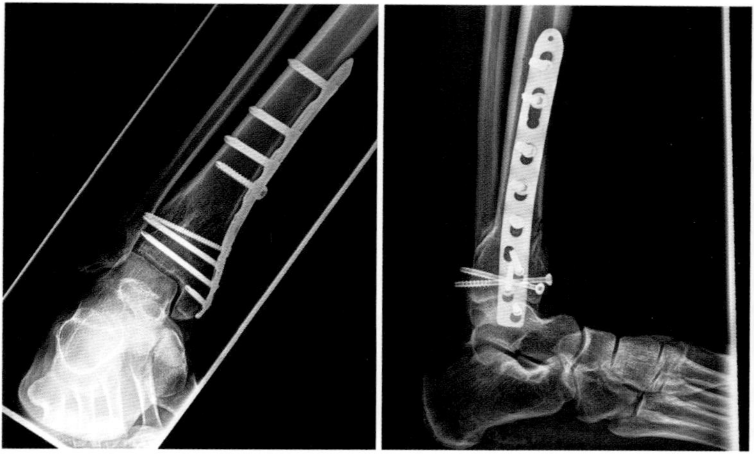

Zeit nach Op	Maßnahme
Im Op	Anlegen einer Unterschenkelgipsschiene
Tag 1	Mobilisation unter Sohlenkontakt an Unterarmgehhilfen für 6 Wochen, abschwellende Maßnahmen, Entstauungstherapie, Zehenübungen, Isometrie
Tag 3	Kontrolle der Sprunggelenksbeweglichkeit, abhängig von Stabilität und Schwellungszustand Extensions- und Flexionsübungen, Kompressionsstrumpf Klasse II
Tag 7	Röntgenkontrolle, Wechsel von Unterschenkelgipsschiene auf OSG-Orthese (z.B. Variomedstabilschuh) und weiter Mobilisation unter Sohlenkontakt
Tag 11	Entfernung des Wundmaterials
Woche 3	Röntgenkontrolle
Woche 6	Röntgenkontrolle und Abtrainieren der OSG-Orthese, funktionelle Physiotherapie, abhängig von Röntgenbefund dosierte Aufbelastung bis zum halben Körpergewicht
Woche 12	Röntgenkontrolle, Aufbelastung zur Vollbelastung und freie Beweglichkeit, ggf. Einlagenversorgung, ggf. orthopädische Schuhversorgung, ggf. Rehamaßnahmen

Versorgung einer dislozierten medialen
Schenkelhalsfraktur mit einer Duokopfprothese

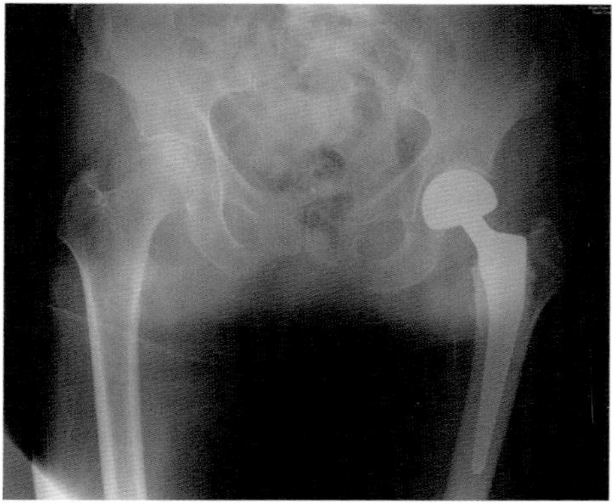

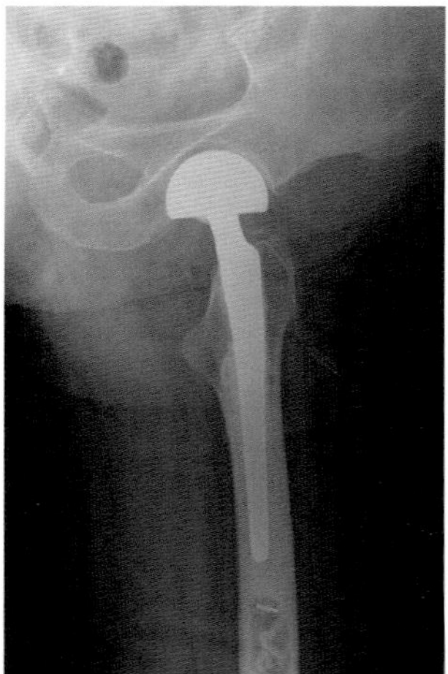

Zeit nach Op	Maßnahme
Op-Tag	Lagerung auf Schiene
Tag 1	Assistiertes Bewegen der Hüfte in Flexion, Flexion mit kurzem Hebel und Abduktion, KEINE Kombinationsbewegungen in Flexion/Innenrotation und/oder Adduktion (!), Atemtraining, Mobilisierung auf die Bettkante, Entstauungstherapie
Tag 2	Mobilisierung am Gehwagen, später an Unterarmgehhilfen, dosierter Belastungsaufbau bis zur Vollbelastung, Gangschule, Verhaltensregeln erklären (z.B. kein Überschlagen der Beine im Sitzen, keine Adduktion über Körpermittellinie, Anziehhilfen und Toilettenaufsatz benutzen (!)), Oberschenkelkompressionsstrumpf
Tag 7	Röntgenkontrolle
Tag 11	Entfernung des Wundmaterials, bei guten Wundverhältnissen Bewegungsbad
Woche 3	Abtrainieren und Weglassen der Gehhilfen (auf korrektes Gangbild ohne Gehhilfen achten (!))

Osteosynthese mit 3 kanülierten Schrauben links
(rechts Dynamische Hüftschraube (DHS))

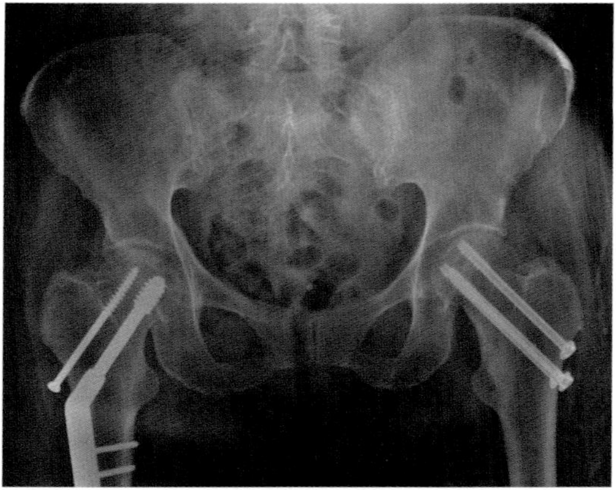

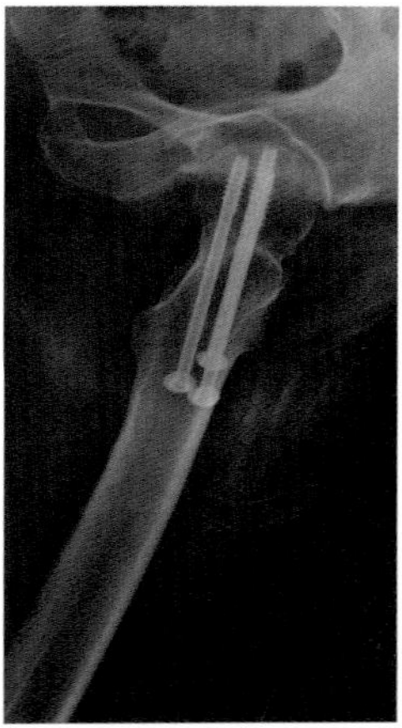

Zeit nach Op	Maßnahme
Op-Tag	Lagerung auf Schiene in Rotationsmittelstellung (KEINE Adduktion (!))
Tag 1	Assistiertes Bewegen der Hüfte, Flexion mit kurzem Hebel und Abduktion, Atemtraining, Entstauungstherapie, Mobilisierung auf die Bettkante, Motorschiene (bei stabiler Osteosynthese (!))
Tag 2	Schmerzadaptierte Mobilisierung am Gehwagen unter Sohlenkontakt, zunehmende aktive Bewegungsübungen, Oberschenkelkompressionsstrumpf
Tag 7	Röntgenkontrolle
Tag 11	Entfernung des Wundmaterials, bei guten Wundverhältnissen Bewegungsbad
Woche 3	Röntgenkontrolle
Woche 6	Röntgenkontrolle, Abtrainieren und Weglassen der Gehhilfen und schmerzadaptierte Aufbelastung bis Vollbelastung in Woche 8 (auf korrektes Gangbild ohne Gehhilfen achten (!))
Monat 6	Ggf. Materialentfernung nach CT-Kontrolle (Durchbauung?)

72 Schenkelhalsfraktur (medial), operativ

(Schraubenosteosynthese)

Versorgung von Tibiakopffrakturen mittels Platte (oben) oder Schrauben (unten)

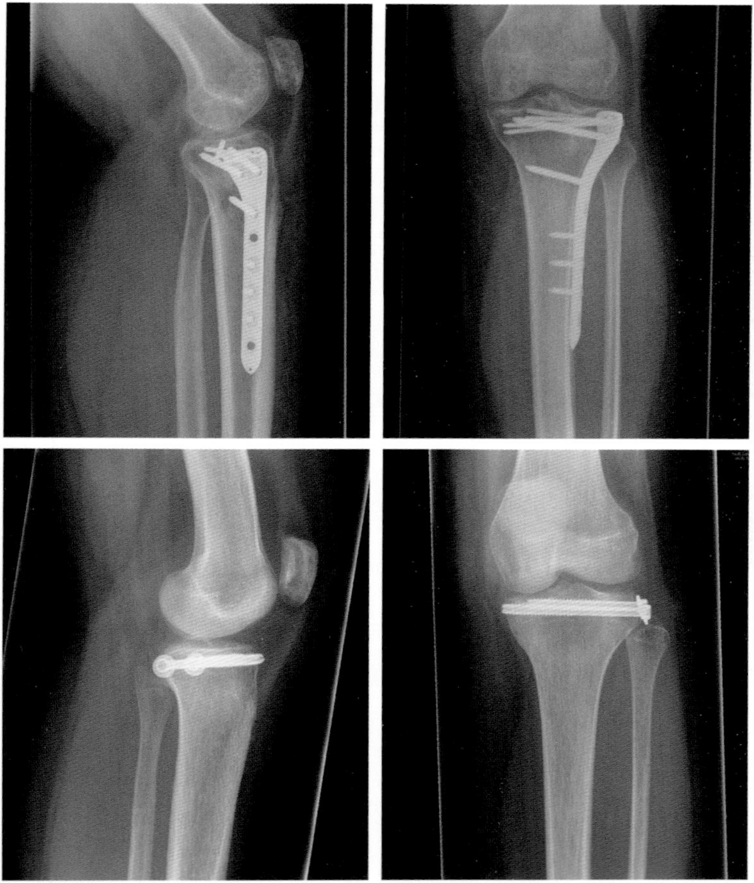

Zeit nach Op	Maßnahme
Im Op	Anlegen einer Knieorthese in 0-Grad-Stellung
Tag 1	Mobilisation unter Sohlenkontakt in der Knieorthese, elastische Wicklung, Entstauungstherapie, Motorschiene bis zur Schmerzgrenze aus Orthese
Tag 3	Aktive Bewegung bis zur Schmerzgrenze aus Orthese, Motorschiene weiter steigern, Gangschule mit Sohlenkontakt weiter, Treppensteigen, Elektrostimulation, Oberschenkelkompressionsstrumpf
Tag 7	Röntgenkontrolle, ggf. Achsaufnahmen
Tag 11	Entfernung des Wundmaterials, Abtrainieren und Weglassen der Knieorthese, Gangschule mit Sohlenkontakt weiter, Physiotherapie zur Bewegungssteigerung weiter, Eigenübungen
Woche 3	Röntgenkontrolle
Woche 6	Röntgenkontrolle, Beginn der dosierten Aufbelastung auf das halbe Körpergewicht (Woche 7-12) mit Vollbelastung nach Woche 12

Operative Versorgung einer Tibiaschaftfraktur mit Marknagel

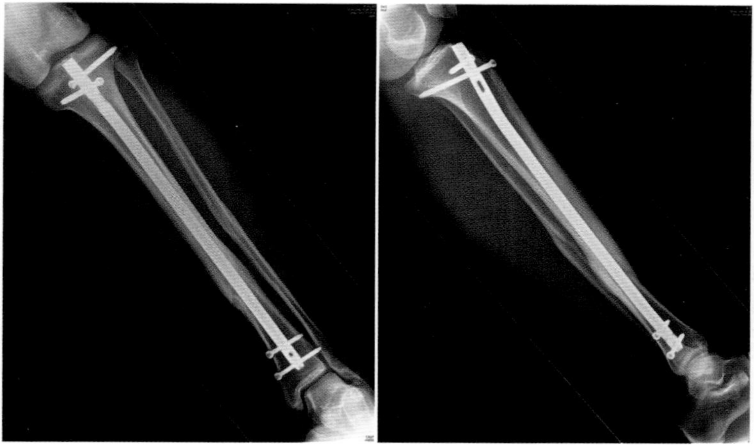

Zeit nach Op	Maßnahme
Im Op	Anlegen eines elastischen Verbandes
Tag 1	Hochlagern, Entstauungstherapie, aktives Beüben aller Gelenke, Fuß heben und senken (Kontrakturprophylaxe/Bewegungskontrolle Knie und Sprunggelenk (!)), Mobilisation unter Sohlenkontakt an Unterarmgehhilfen für 6 Wochen, Treppentraining, ggf. Bewegungsschiene, Kompressionsstrumpf Klasse II
Tag 7	Röntgenkontrolle, Gangschule, Bewegungsübungen ohne Limitierung *Bei V.a. Torsionsdifferenz: Rotations-CT (!)*
Tag 11	Entfernung des Wundmaterials, Physiotherapie mit Gangschule/Bewegungsübungen ambulant, Entlassung aus stationärer Behandlung bei 90 Grad Knieflexion und trockenen Wundverhältnissen
Woche 3	Röntgenkontrolle
Woche 6	Röntgenkontrolle, Abtrainieren und Weglassen der Unterarmgehhilfen, Beginn mit dosierter Aufbelastung bis Vollbelastung in Woche 8 (auf korrektes Gangbild ohne Gehhilfen achten (!))
Woche 8	Stationäre Rehabilitation mit dem Ziel der sicheren Vollbelastung, Arbeitsfähigkeit ab Woche 12-16
Woche 12	Ggf. Marknageldynamisierung

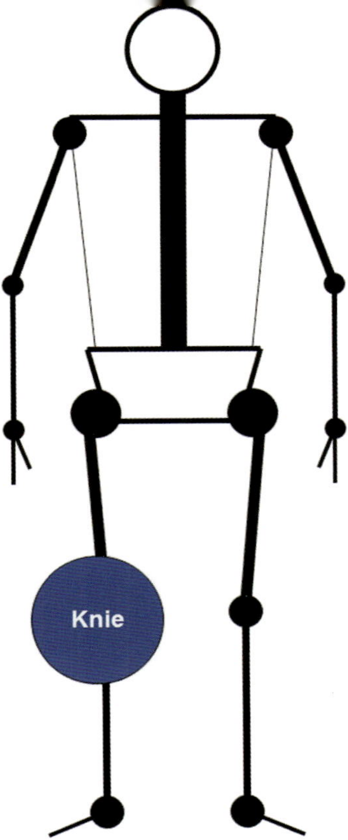

Knie

Übersichtsaufnahme des Kniegelenks mit deutlichen Zeichen einer Retropatellararthrose

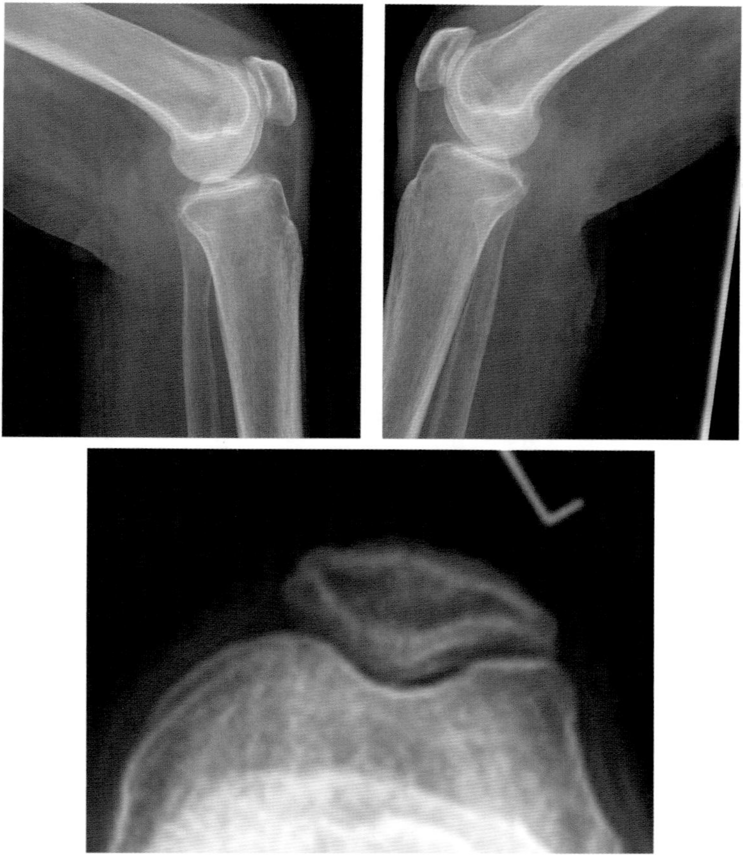

Zeit nach Op	Maßnahme
	Prinzip bei allen Knorpelschäden: Viel Bewegung, wenig Belastung!
Im Op	Anlegen einer Streckorthese (z.B. Mecronschiene)
Tag 1	Schmerzadaptierte Mobilisation unter Sohlenkontakt an Unterarmgehhilfen, KEINE Streckhebung für 3 Wochen (!)
Tag 3	Motorschiene 0-0-60 Grad, Beginn mit aktiv-assistierter Beugung bis 60 Grad
Tag 11	Entfernung des Wundmaterials
Woche 3	Aufbelastung bis zur Vollbelastung nach 6 Wochen
Woche 4-6	Steigerung der aktiven Beugung bis 90 Grad, Abtrainieren und Weglassen der Unterarmgehhilfen
Ab Woche 6	Vollbelastung und freie Beweglichkeit

Chondropathia patellae, operativ
(Laterales Release & Vastus medialis Transfer)

Rosenbergaufnahme mit rechtsseitiger lateral betonter Gonarthrose

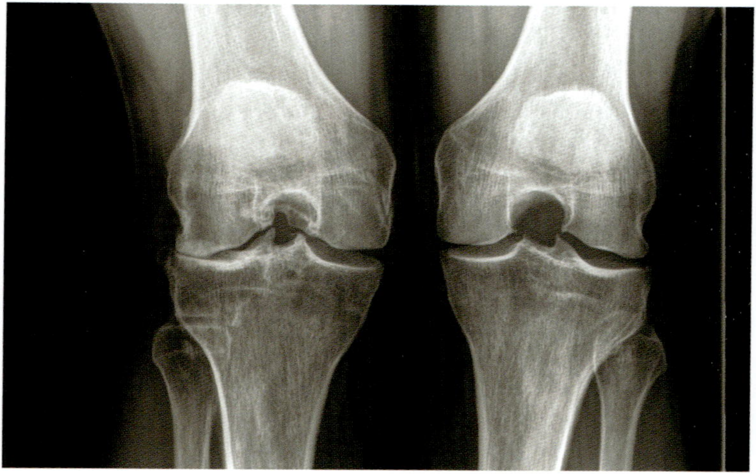

Arthroskopisches Bild eines Meniskusrisses

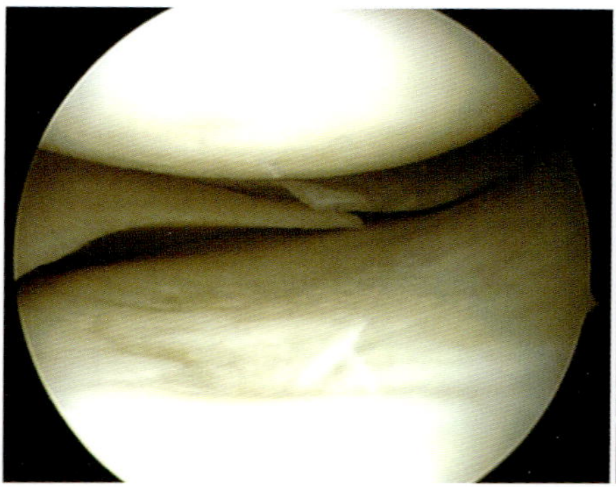

MRT-Bild eines Innenmeniskusrisses

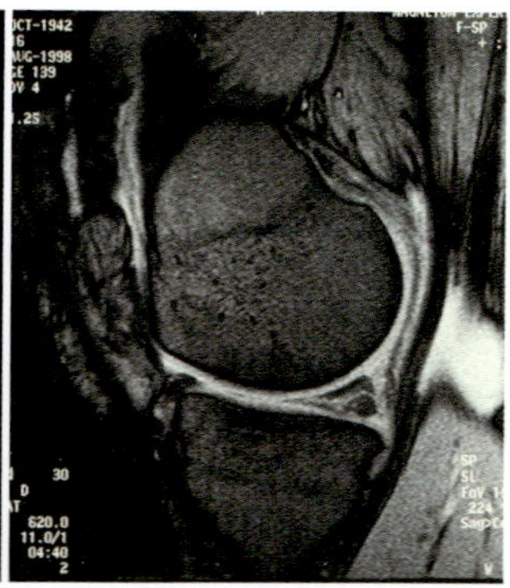

Zeit nach Op	Maßnahme
Tag 1	Kühlung, Flexion ausschließlich im schmerz- und spannungsfreien Bereich (Ergussbildung bei forcierter Kniebeugung (!)), auf Kniestreckung achten (!), schmerzadaptierte Mobilisation sofort zunächst an Unterarmgehhilfen, dann zügig unter zunehmender Belastung des operierten Beins und physiotherapeutischer Anleitung, Gangschule bis zur Vollbelastung, eigenständige Quadrizepsübungen/Patellamobilisation je nach Schwellung/Schmerz, Streckhebung auch gegen Widerstand sofort, Isometrie, Kompressionsstrumpf, bei Erguss ggf. Punktion
Tag 2	Aufbelastung mit Vollbelastung nach Woche 1
Tag 11	Entfernung des Wundmaterials, vermehrt dynamische Muskelarbeit, ambulante Therapie in der Regel nicht mehr notwendig sofern freie Extension/Flexion und gute Stabilität, Abtrainieren und Weglassen der Unterarmgehhilfen
Woche 4	Sport möglich
Woche 6-8	Kontaktsport möglich

Beidseitige kniegelenknahe valgisierende Umstellungsosteotomie

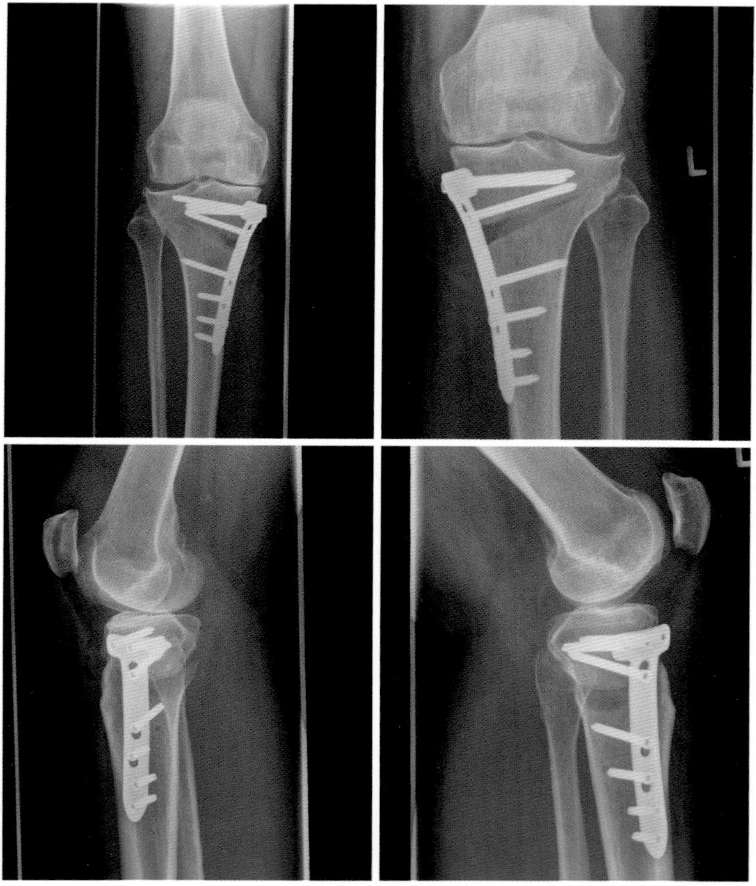

Zeit nach Op	Maßnahme
Tag 1	Hochlagerung in Extension (ggf. Anlegen einer Knieorthese), Entstauungstherapie, Kühlen, vorsichtiges passives Beüben der Extension und Flexion im schmerzfreien Bereich (0-0-90 in Woche 1-2, dann frei), Atemtherapie
Tag 2	Mobilisation an Unterarmgehhilfen oder am Gehbock/-wagen unter Sohlenkontakt, Fortsetzung der funktionellen Physiotherapie mit Vollsteckung und Beugung schmerzadaptiert, ggf. Motorschiene bis zur Schmerzgrenze aus Orthese, Quadricepstraining mit Übungen im geschlossenen System, ggf. Muskelstimulation
Tag 7	Röntgenkontrolle
Tag 11	Entfernung des Wundmaterials
Woche 6	Röntgenkontrolle (zur Kontrolle der Durchbauung (!)), Abtrainieren von Knieorthese und Unterarmgehhilfen und dosierte Aufbelastung bis zur Vollbelastung in Woche 9 (auf korrektes Gangbild ohne Gehhilfen achten (!))
Woche 10-12	Forciertes medizinisches Aufbautraining, intensive Gangschule unter Vollbelastung und beidbeiniges Koordinationstraining, Muskelaufbau, muskuläre Sicherung von Bewegungen außerhalb der Beinachse
Monat 6-12	Entfernung des Osteosythesematerials (i.d.R. nach 12 Monaten) möglich und Beginn mit moderatem Ausdauersport (noch KEINE Stoßbelastungen (!)), axiale Stoßbelastungen ab Monat 12 möglich

Zustand nach Implantation einer Kniegelenktotalendoprothese

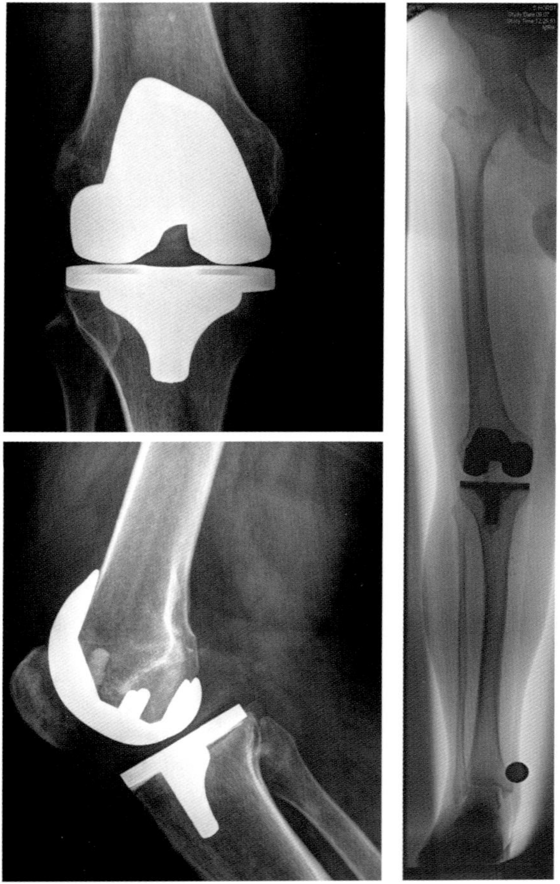

Zeit nach Op	Maßnahme
Prä-Op	Anlegen eines Schmerzkatheters
Tag 1	Lagerung in Extension, Entstauungstherapie, vorsichtiges Beüben der Extension und funktionellen Flexion im schmerzfreien Bereich, Atemtherapie
Tag 2	Physiotherapie mit Herausnehmen der Extremität aus der Schiene zum aktiv-assistierten Beugen und Strecken im Kniegelenk, Isometrie, falls möglich Reduktion des Schmerzkatheters (!)
Tag 4-5	Nach Entfernung des Schmerzkatheters Mobilisation an Unterarmgehhilfen oder am Gehbock/-wagen unter Sohlenkontakt auf Stationsebene, Gangschule, Gelenkmobilisation auf 0-0-90 Grad, dosierte Weichteilbehandlung (ischiocrurale Muskulatur (!)), Kräftigung der hüftumgreifenden Muskulatur, Röntgenkontrolle sofern nicht intraoperativ erfolgt ist (!)
Tag 11	Entfernung des Wundmaterials
Woche 2	Weichteilabhängige Aufbelastung bis Vollbelastung an Unterarmgehhilfen, funktionelle Physiotherapie auf Vollstreckung und Beugung bis 90 Grad schmerzadaptiert, beidbeiniges Koordinationstraining (Stabilisierung der vollen Kniestreckung (!)), Muskelaufbau
Woche 3 und 4	Steigerung von Koordination/Stabilisierung, ggf. Bewegungsbad, intensive Gangschule unter Vollbelastung, dosierte Gerätetraining v.a. in geschlossener Kette, muskuläre Sicherung von Bewegungen außerhalb der Beinachse, Abtrainieren und Weglassen der Gehhilfen (auf korrektes Gangbild ohne Gehhilfen achten (!))

Knieorthese zur konservativen Therapie einer Knieseitenbandläsion

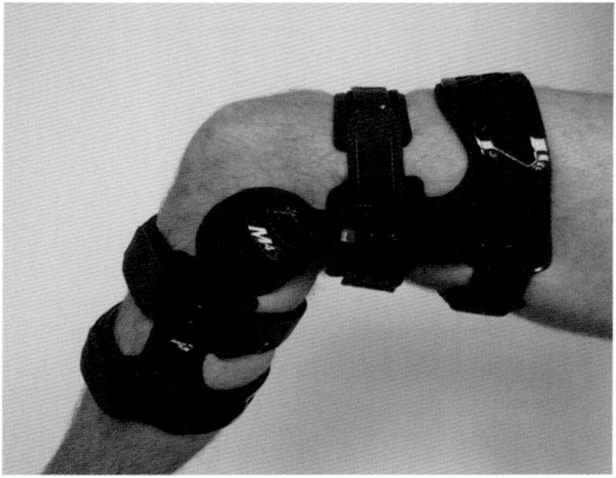

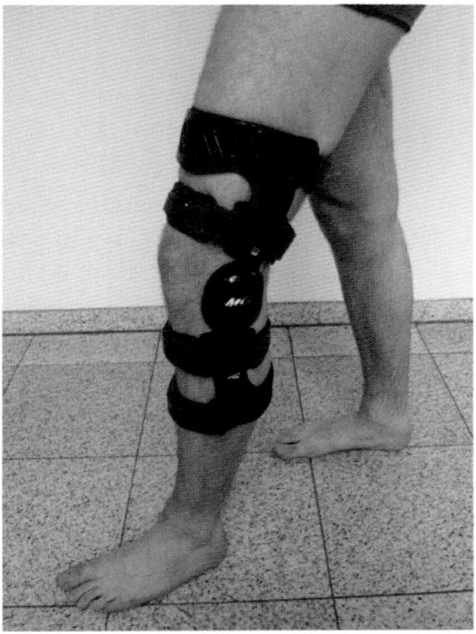

Zeit	Maßnahme
Unfalltag	Anlegen einer Knieorthese mit Bewegungsumfang aktiv 0-0-60 Grad
Tag 1	In Orthese sofort Teilbelastung bis zum halben Körpergewicht (bei zusätzlicher Meniskusrefixation Sohlenkontakt für 6 Wochen (!)), Motorschiene 0-0-60 Grad ab sofort, Kräftigung von M. Quadizeps, Vastus medialis und Adduktoren
Woche 2	Aufbelastung bis zur Vollbelastung nach Woche 4
Woche 4	Steigerung des Bewegungsumfangs auf 0-0-90
Woche 6	Abtrainieren und Weglassen der Knieorthese und freie Beweglichkeit (bei zusätzlicher Meniskusrefixation Beginn mit dosierter Aufbelastung mit Vollbelastung in Woche 8)
Monat 3	Dosierte Sportbelastung möglich

Einzelschritte der arthroskopischen Meniskusrefixation

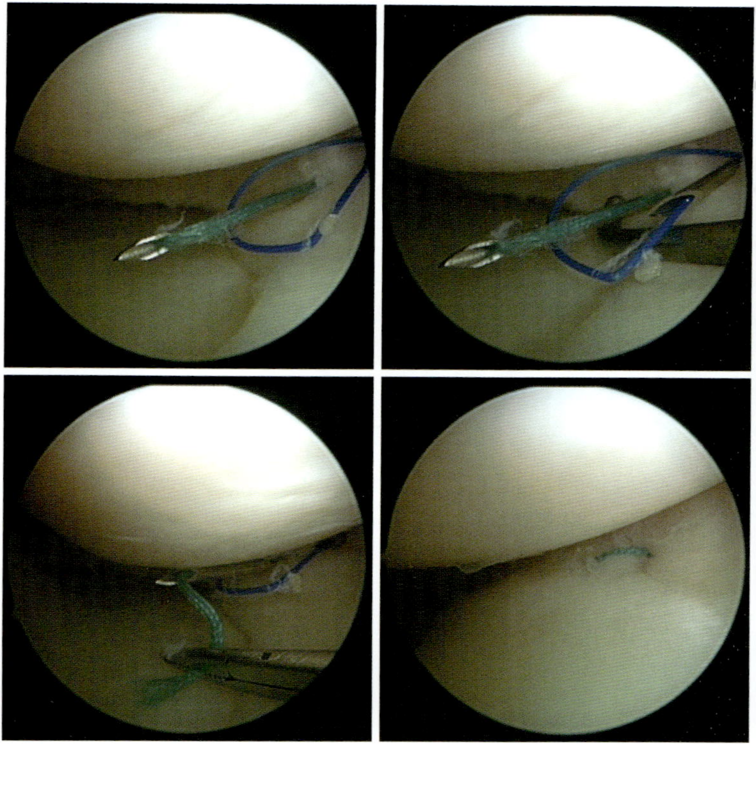

Zeit nach Op	Maßnahme
Tag 1	Lagerung in Knieorthese (z.B. Mecronschiene) und Spannungsübung, Gangschule unter Entlastung
Tag 2	Gangschule (Mobilisierung nur in Mecronschiene bei voller Streckung/axialer Druck (!)) unter Sohlenkontakt an Unterarmgehhilfen, Motorschiene 0-0-60, Treppentraining, Quadrizepsisometrie
Tag 11	Entfernung des Wundmaterials, Motorschiene 0-0-90 (ambulant 3 x Woche), passiv-assistiert geführte Physiotherapie im schmerzfreien Intervall in der Orthese, weiter Mobilisation unter Sohlenkontakt an Unteramgehhilfen
Woche 3	Aufbelastung auf Vollbelastung in Streckung
Woche 7	Steigerung zur Vollbelastung in Beugung, freie Beweglichkeit anstreben, intensives Koordinationstraining und Stabilisation, isokinetisches Muskelaufbautraining, Abtrainieren und Weglassen von Knieorthese und Gehhilfen
Woche 12	Ergometertraining unter physiotherapeutischer Aufsicht im schmerzfreien Bereich ohne größere Belastung im Rahmen der physikalischen Belastung, Fahrradfahren ohne größere Belastung (Hometrainer), Schwimmen
Monat 6	Beginn mit leichten sportlichen Übungen und geringer Kniebelastung
Monat 9	Steigerung der sportlichen Aktivitäten mit Kniebelastung *Cave: Rupturrate bei Meniskusrefixation bei ca. 10-20% (!)*

Operative MPFL-Rekonstruktion

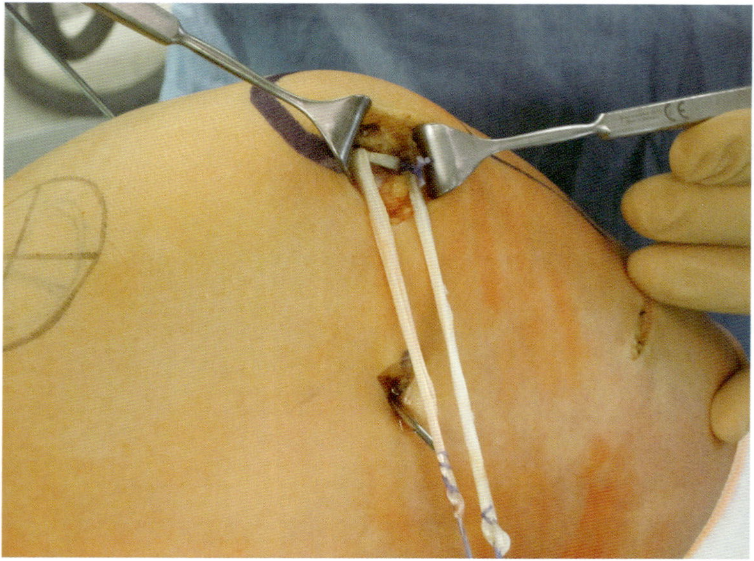

Zeit nach Op	**Maßnahme**
Im Op	Anlegen einer Knieorthese in 0-Grad-Stellung
Tag 1	Limitierung der aktiven Beugung in der Knieorthese auf 0-0-60, schmerzadaptierte Mobilisation unter Sohlenkontakt an Unterarmgehhilfen, Physiotherapie der angrenzenden Gelenke
Tag 7	Limitierung der aktiven Beugung in der Knieorthese auf 0-0-90, Beginn mit Kräftigungs- und Bewegungsübungen (Kräftigung v.a. des M. vastus medialis (!))
Tag 11	Entfernung des Wundmaterials
Woche 6	Abtrainieren und Weglassen der Knieorthese, dosierte Aufbelastung bis Vollbelastung in Woche 8 bei freiem Bewegungsausmaß, gezielte Physiotherapie zur Wiedererlangung der normalen Funktion, Übungen gegen Widerstand, leichte Sportaktivitäten erlaubt, intensives Muskelaufbautraining, Quadrizepskräftigung (v.a. M. vastus medialis (!)), KEINE kniebelastenden Tätigkeiten (z.B. Kniebeugen, knieende Tätigkeiten, Laufen, Ballsportarten, (!)), ggf. Bewegungsbad
Woche 12	Uneingeschränkte Belastbarkeit in Sport und Alltag

Operative Versorgung mittels Zuggurtung sowie Rahmencerclage (oben) oder Schrauben (unten)

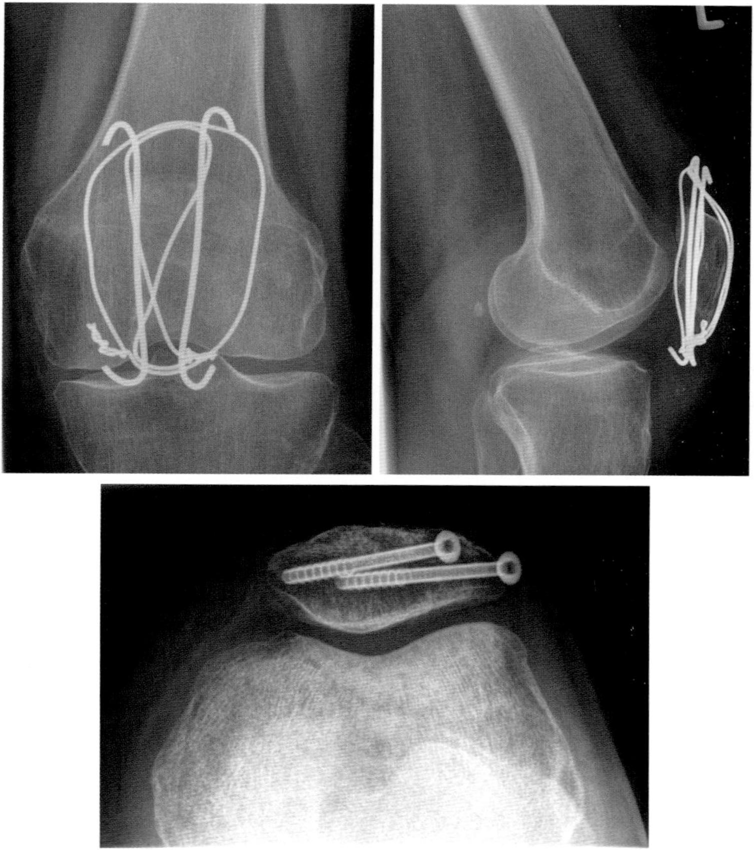

Zeit nach Op	Maßnahme
Im Op	Anlage einer Kniestreckorthese in 0-Grad-Stellung (z.B. Mecronschiene)
Tag 1	Passive Bewegungssteigerung auf der Motorschiene bis 0-0-30, schmerzadaptierte Gangschule (3-Punkt)
Tag 2	Beginn der Aufbelastung in axialer Richtung in der Knieorthese in 0-Grad-Stellung an Unterarmgehhilfen bis zur Vollbelastung nach 3 Wochen, Treppentraining, Isometrie, ggf. Elektromyostimulation (EMS), Entstauungstherapie
Tag 7	Röntgenkontrolle, Steigerung der passiven Bewegung auf der Motorschiene auf 0-0-60
Tag 11	Entfernung des Wundmaterials
Woche 3	Röntgenkontrolle, Steigerung der passiven Bewegung auf der Motorschiene auf 0-0-90 je nach Reizzustand des Kniegelenks, muskuläre Stabilisierung (Streckhebung ab Woche 3 möglich (!))
Woche 4-6	Abtrainieren und Weglassen der Kniestreckorthese und Unterarmgehhilfen (Woche 4), Röntgenkontrolle in Woche 6
Woche 7	Aktive Belastung mit Freigabe des Bewegungsausmaßes, kon-/exzentrische Extensorenübungen, Übungen schmerzfrei und koordinativ
Woche 12	Röntgenkontrolle, Lauftraining ab Woche 8, Kontaktsport ab Monat 6, Materialentfernung nach 6-9 Monaten möglich

Mechanismus der Patellaluxation

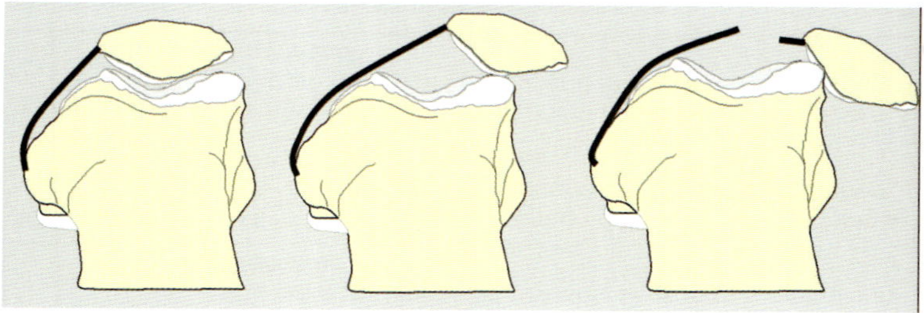

Zustand nach Patellaluxation;
die Patella ist stark lateralisiert

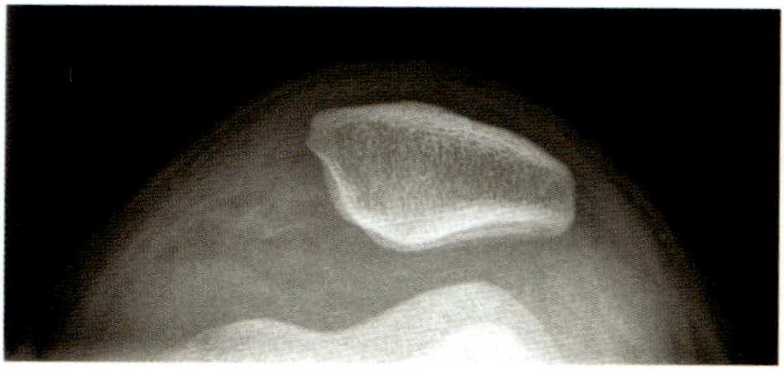

Knieorthese

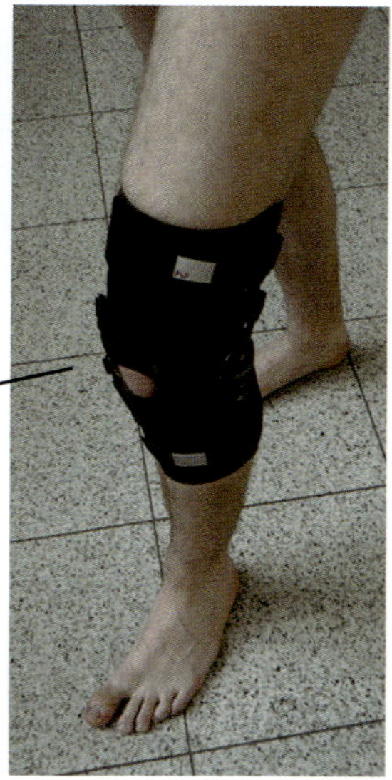

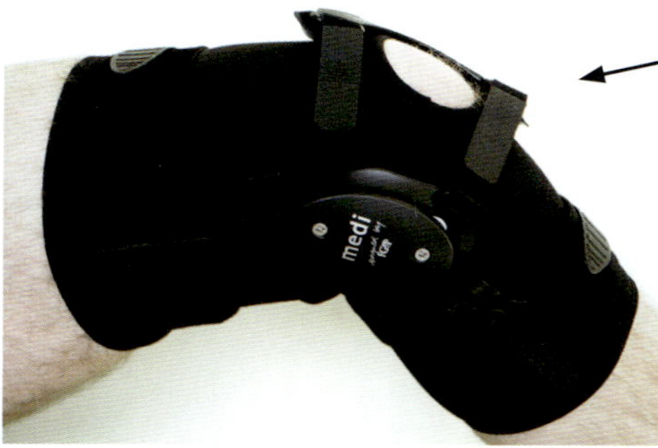

Zeit nach Op	Maßnahme
Tag 1	Anlegen einer Knieorthese in 0-Grad-Stellung, Gangschule in Orthese, beginnend mit Teilbelastung schmerzadaptiert an Unterarmgehhilfen bis zur Vollbelastung am Ende von Woche 2, Medialisieren der Patella, Quadrizepsisometrie, KEINE Bewegungsschiene (!)
Tag 5	Anlage einer Knieführungsbandage, zunehmende Beweglichkeitssteigerung bis zur freien Beweglichkeit, Muskeltraining weiter
Tag 11	Entfernung des Wundmaterials
Woche 7	Abtrainieren und Weglassen der Orthese und Unterarmgehhilfen und freie Beweglichkeit anstreben, Übungen gegen Widerstand, intensives Muskelaufbautraining, Quadrizepskräftigung (v.a. M. vastus medialis), knieschonende Sportarten (z.B. Joggen auf lockerem Boden, Schwimmen), KEINE kniebelastenden Tätigkeiten (z.B. Kniebeugen, kniende Tätigkeiten, Laufen, Ballsportarten (!)), ggf. Bewegungsbad
Woche 12	Uneingeschränkte Belastbarkeit in Sport und Alltag

Operative Versorgung einer Patellarsehnenruptur mit Rahmencerclage

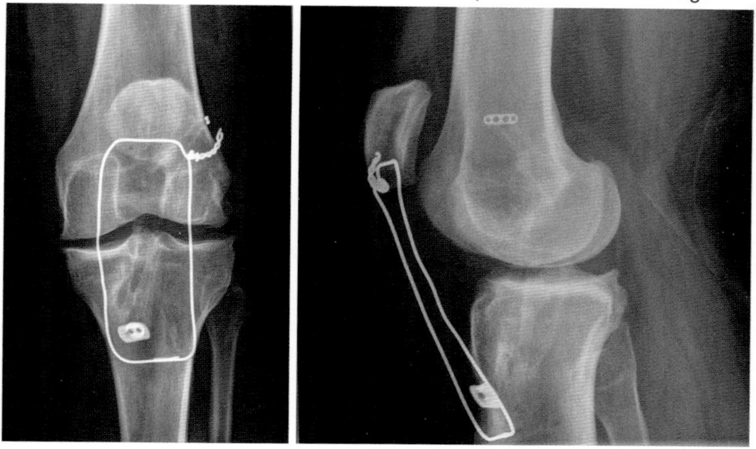

Zeit nach Op	Maßnahme
Tag 1	Anlegen einer Knieorthese in 0-Grad-Stellung
Tag 2	Gangschule mit angelegter Orthese in 0-Grad-Stellung mit Sohlenkontakt an Unterarmgehhilfen bis zur Wundheilung, Motorschiene 0-0-30, isometrisches Quadrizepstraining, Entstauungstherapie
Tag 11	Entfernung des Wundmaterials, zunehmende Vollbelastung in der Orthese unter axialer Belastung, Eigentraining der Abduktoren/Extensoren der Hüfte, isome-trisches Quadrizepstraining weiter, Motorschiene 0-0-60 aus Orthese
Woche 5-6	Motorschiene 0-0-90, Mobilisation des Kniegelenks aktiv-assistiert bis 90 Grad Beugung aus der Orthese heraus, Üben im geschlossenen System erlaubt (Fuß mit Kontakt Hand, Bank oder Unterlage), KEIN Üben gegen die Schwerkraft/Widerstand im offenen System (Sehnenheilung 6 Wochen (!))
Woche 6	Abtrainieren und Weglassen der Orthese und Unterarmgehhilfen wenn muskuläre Stabilisierung erreicht ist, Steigerung des aktiven Bewegungsausmaßes zur vollen Beweglichkeit, Aufbelastung zur Vollbelastung in Woche 8, ggf. Bewegungsbad
Woche 8	Knieschonende Sportarten erlaubt (z.B. Joggen auf lockerem Boden, Schwimmen)
Woche 12	Steigerung zur uneingeschränkten Belastbarkeit in Alltag und Sport

Intraoperative Bilder einer posterolateralen Kniegelenkrekonstruktion

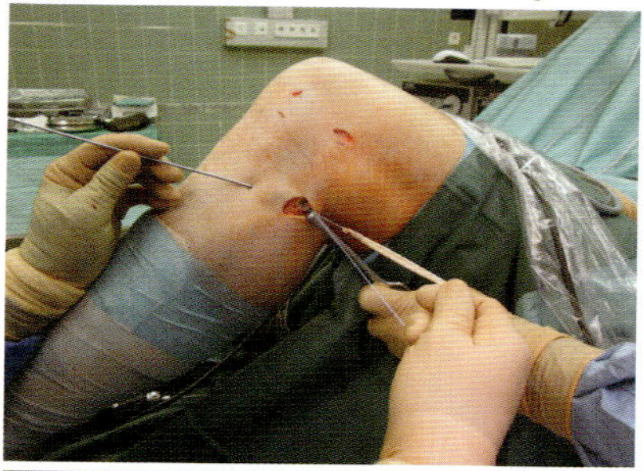

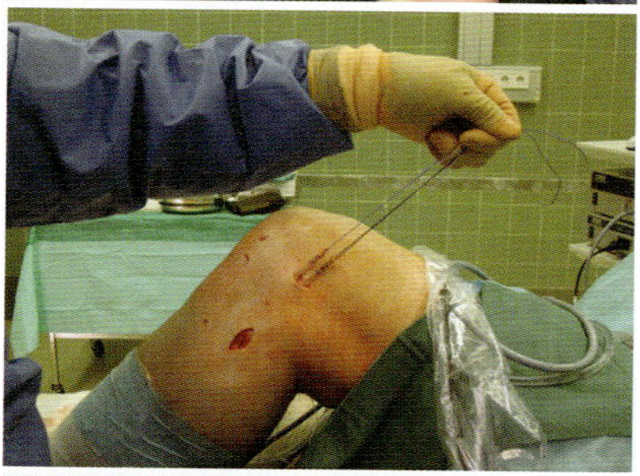

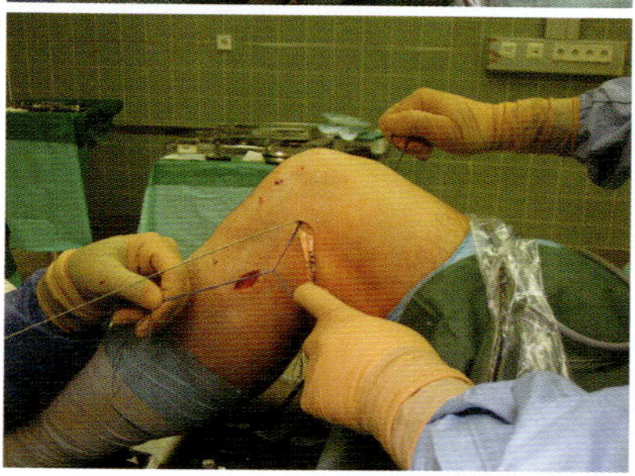

Zeit nach Op	Maßnahme
Tag 1	Konsequente Beinlagerung in PTS-Schiene für 12 Wochen (auch alle Übungen und Mobilisation erfolgen in der PTS-Schiene (!)), Entstauungstherapie, Fußhebe-/Senkübungen
Woche 1	Mobilisation in PTS-Schiene unter Sohlenkontakt an Unterarmgehhilfen, Gangschule, Quadrizepsisometrie, Patellamobilisation, Elektrotherapie, KEINE funktionelle KG des Kniegelenks (!)
Woche 4	Belastungssteigerung bis zur Vollbelastung in Woche 6 in PTS-Schiene, Beginn mit aktiv geführten, passiven Bewegungsübungen in Bauchlage (0-10-60)
Woche 7	Stabilisationstraining in PTS-Schiene mit vollem Körpergewicht, aktiv geführte, passive Bewegungsübungen in Bauchlage (0-10-90)
Woche 9	Steigerung des aktiven und passiven Bewegungsumfangs in Bauchlage
Woche 12	Abtrainieren und Weglassen der PTS-Schiene, Beginn mit Vollbelastung OHNE PTS-Schiene, je nach Gangbild ggf. noch mit Unterarmgehhilfen, sonst auch diese Abtrainieren und Weglassen, Steigerung des aktiven und passiven Bewegungsumfangs nun auch in Rückenlage ohne Limitierung, medizinische Trainingstherapie, Propriozeption in der statischen Beinachse, manuelle Therapie zur Gelenkmobilisation, abhängig von Muskelaufbau/Propriozeption Beginn mit Krafttraining, Isokinetik, muskulärer Sicherung von Bewegungsabläufen außerhalb der statischen Beinachse, Steigerung konditioneller Fähigkeiten
Monat 6	Beginn mit Belastungssport möglich

85 Posterolaterale Kniegelenkrekonstruktion

Ruhigstellung in der Mecronschiene

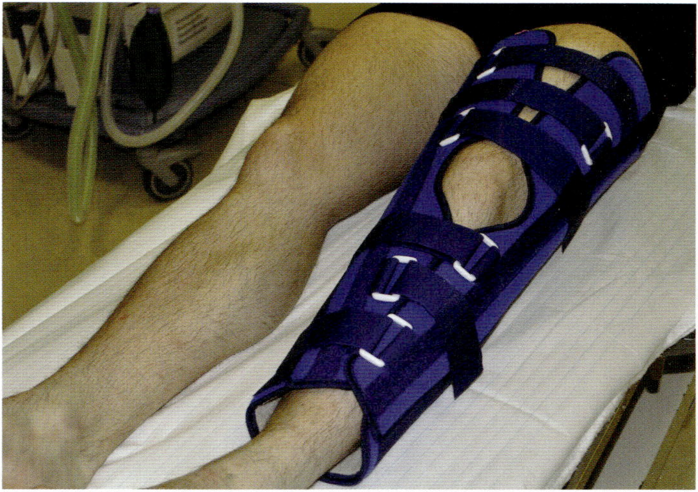

Unruhige Struktur der Quadrizepssehne oberhalb der Patella
im Sinne einer (Teil-)Ruptur

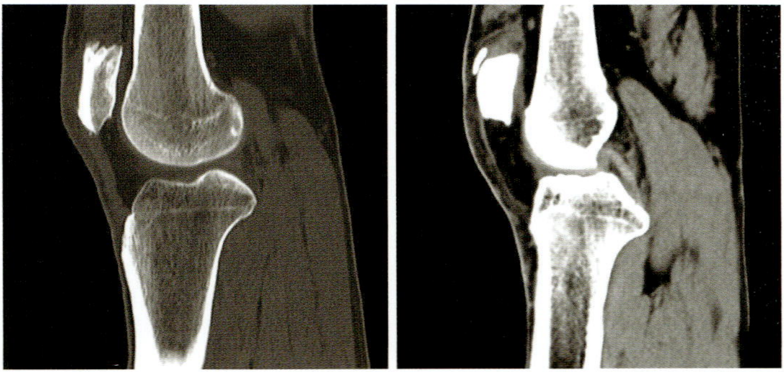

Zeit nach Op	Maßnahme
Tag 1	Gangschule an Unterarmgehhilfen mit angelegter Knieorthese in 0-Grad-Stellung und Sohlenkontakt, KEIN Quadrizepstraining (!)
Tag 11	Entfernung des Wundmaterials, Belastungsaufbau in axialer Richtung bis zur Vollbelastung
Woche 5-6	Mobilisation des Kniegelenks aktiv-assistiert bis 90 Grad Beugung aus der Orthese heraus, Üben im geschlossenen System erlaubt (Fuß mit Kontakt zu Hand, Bank oder Unterlage), KEIN Üben gegen die Schwerkraft im offenen System (Sehnenheilung 6 Wochen (!))
Woche 7	Abtrainieren und Weglassen der Orthese wenn muskuläre Stabilisierung erreicht ist, Steigerung des aktiven Bewegungsausmaßes zur vollen Beweglichkeit, Bewegungsbad, forcierte Kniegelenksmobilisation
Woche 9	Sport, der das Knie wenig belastet, möglich, KEINE kniebelastenden Tätigkeiten (!)
Woche 12	Steigerung zur uneingeschränkten Belastbarkeit in Alltag und Sport

Arthroskopisches Bild eines intakten vorderen Kreuzbandes

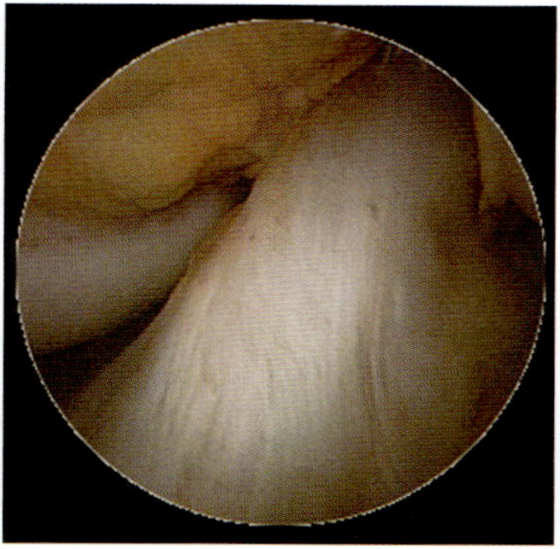

Vordere Kreuzbandruptur

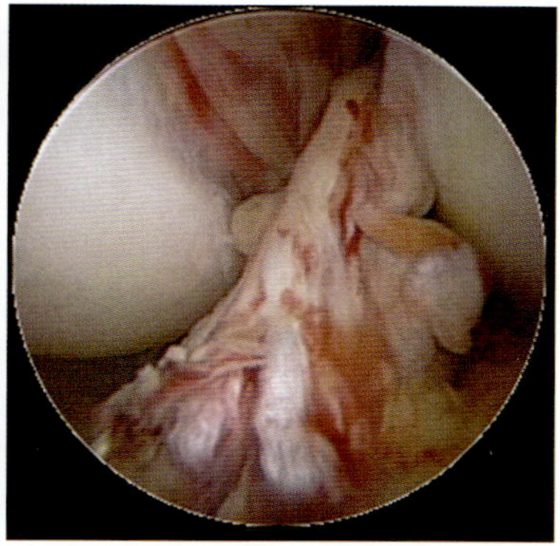

MRT-Bild einer vorderen Kreuzbandruptur

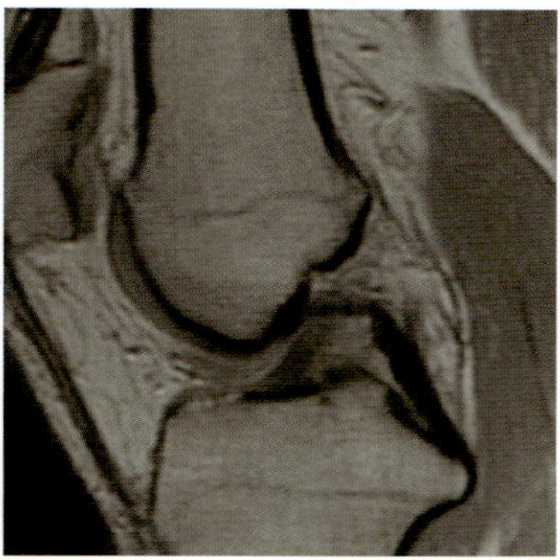

Kreuzbandersatz mittels Semitendinosussehnentransplantat

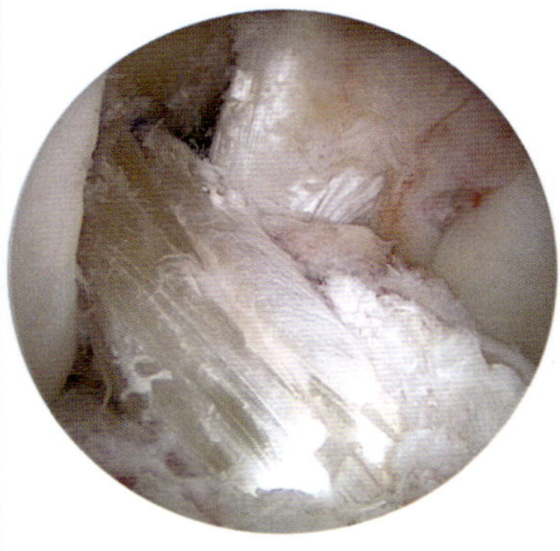

Zeit nach Op	Maßnahme
Tag 1	Beinlagerung in Vollstreckung, ggf. Fersenkissen, Fußhebe-/Senkübungen, Mobilisation unter Entlastung an Unterarmgehhilfen, KEINE aktive isolierte Kniestreckung aus Flexion für 3 Monate (!)
Tag 3	Siehe oben, zusätzlich Entstauungstherapie, Quadrizepsübungen, Patellamobilisation, Gangschule mit Sohlenkontakt, Schiene/Brace bei stabiler Primärverankerung des Transplantats i.d.R. nicht nötig, sonst Anlage einer beweglichen Knieorthese
Woche 1	Belastungsaufbau bei intensiver Gangschule und Treppentraining (Belastung abhängig von Schmerz, Schwellung und Koordination) bis Vollbelastung ab Woche 3, Muskelkräftigung
Tag 11	Entfernung des Wundmaterials
Woche 3	Abtrainieren und Weglassen der Gehhilfen und Vollbelastung bei freier Beweglichkeit, Muskelkräftigung, Pro-priozeption, in statischer Beinachse, zyklische funktionelle Bewegungen
Woche 7	Medizinische Trainingstherapie (v.a. ischiocrurale Muskulatur), forcierte Propriozeption in statischer Beinachse, Dehnungs-/Verkürzungszyklus (Sprünge, Drehen), Vorbereitung Alltagsbelastung, Schwimmen
Monat 4	Krafttraining, Isokinetik, muskuläre Sicherung von Bewegungen außerhalb der Beinachse, konditioneller Aufbau, sportartspezifisches Training, volle Arbeitsfähigkeit, Radfahren, Joggen
Monat 6	Wiederaufnahme von Sport unter Hinweis der erneuten Verletzungsgefahr

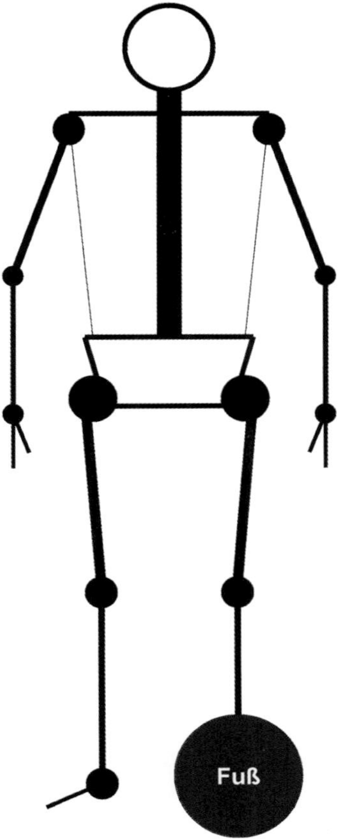

Fuß

Klinische Zeichen einer Achillessehnenruptur links und konservative Therapie im Spezialschuh mit Absatzerhöhung (unten rechts)

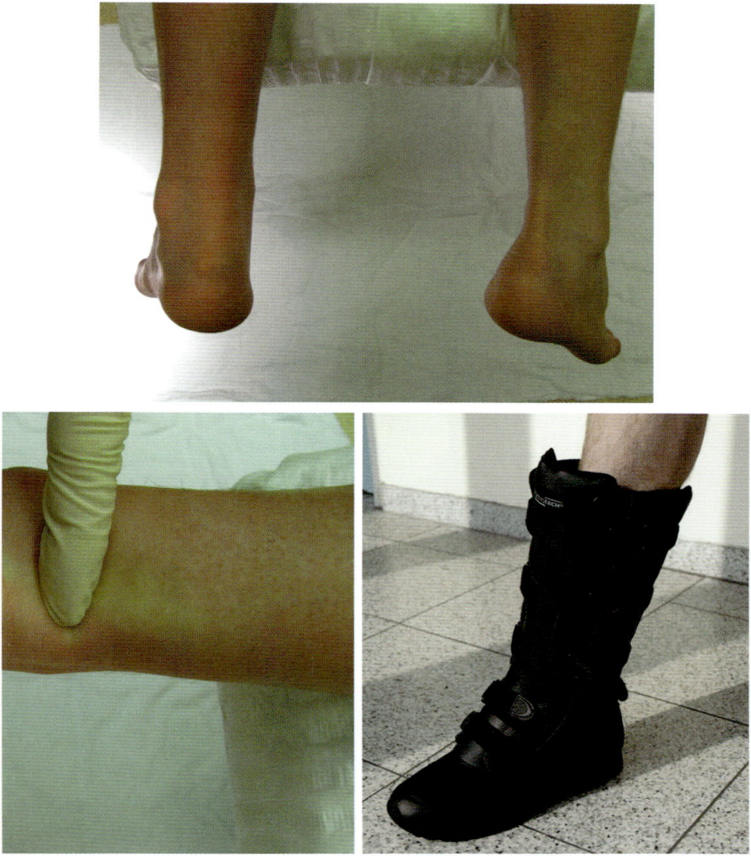

Zeit	**Maßnahme** (T=Tag, N=Nacht, PT=Physiotherapie)
Unfalltag	Unterschenkel SoftCast in 30 Grad Plantarflexion und Mobilisation unter Entlastung an Unterarmgehhilfen
Tag 3	T: Variomedstabilschuh 3 cm Absatzerhöhung, Vollbelastung wenn möglich, Fuß „lüften“ N: Unterschenkel SoftCast 30 Grad Plantarflexion PT: Bauchlage mit Fußrücken auf Bank, funktionell USG/Zehen, im Schuh Stabilisations-/Koordinationsübungen (9 Wochen KEINE funktionelle PT OSG (!))
Woche 3	Klinische/Sonographische Kontrolle, Variomedstabilschuh 2 cm Absatzerhöhung, sonst T + N weiter PT: Bauchlage mit Fußrücken auf Bank, Elektrotherapie, ggf. Entstauungstherapie, im Schuh Stabilisations-/Koordinationsübungen, Legpress, Standfahrrad, medizinische Trainingstherapie
Woche 7	Klinische/Sonographische Kontrolle, Variomedstabilschuh 1 cm Absatzerhöhung, kein SoftCast nachts! PT: Siehe oben, Achillessehnengleitlager freihalten, Weichteiltechniken
Woche 9	Klinische/Sonographische Kontrolle, Abtrainieren Variomedstabilschuh und 1 cm Absatzerhöhung als Schuheinlage PT: Funktionell OSG, Isometrie, Wadentraining, Gangschule
Woche 12	Klinische/Sonographische Kontrolle, Schuhabsatzerhöhung 1 cm für weitere 6 Monate PT: Funktionell OSG, Stabilisations-/Koordinationstraining, dosiertes alltagsspezifisches Training, Sport bei normalem Gangbild und sicherer intermuskulärer Koordination

Operative Versorgung einer Achillessehnenruptur
mittels kombinierter Rahmen- und Durchflechtungsnaht

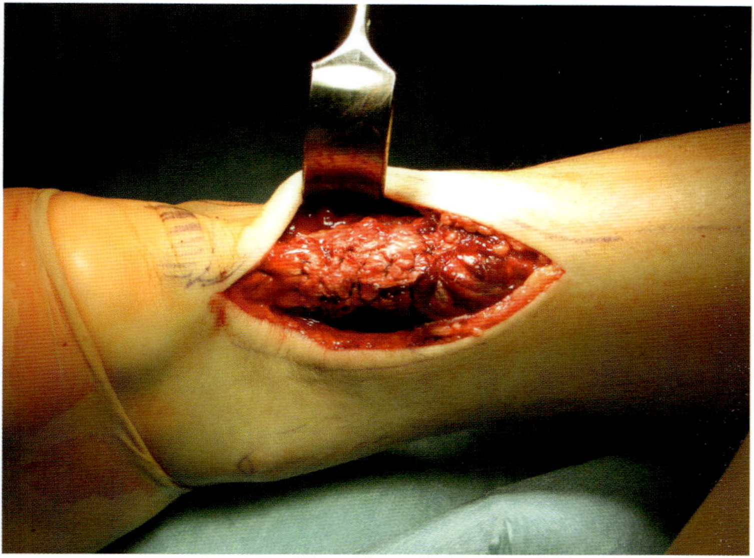

Zeit nach Op	**Maßnahme** (T=Tag, N=Nacht, PT=Physiotherapie)
Tag 1	Während der Wundheilungsphase Unterschenkel-SoftCast in 30 Grad Plantarflexion, Mobilisation unter Entlastung an Unterarmgehhilfen
Nach Abschluss Wundheilung	T: Variomedstabilschuh 3 cm Absatzerhöhung, Vollbelastung wenn möglich, Fuß „lüften“ N: Unterschenkel-SoftCast 30 Grad Plantarflexion PT: Bauchlage mit Fußrücken auf Bank, funktionell USG/Zehen, im Schuh Stabilisations-/Koordinationsübungen (9 Wochen KEINE funktionelle PT OSG (!))
Tag 11	Entfernung des Wundmaterials
Woche 3	Klinische/Sonographische Kontrolle, Variomedstabilschuh 2 cm Absatzerhöhung, sonst T + N weiter PT: Bauchlage mit Fußrücken auf Bank, Elektrotherapie, ggf. Entstauungstherapie, im Schuh Stabilisations-/Koordinationsübungen, Legpress, Standfahrrad, medizinische Trainingstherapie
Woche 7	Klinische/Sonographische Kontrolle, Variomedstabilschuh 1 cm Absatzerhöhung, kein SoftCast nachts! KG: Siehe oben, Achillessehnengleitlager freihalten, Weichteiltechniken
Woche 9	Klinische/Sonographische Kontrolle, Abtrainieren Variomedstabilschuh und 1 cm Absatzerhöhung als Schuheinlage PT: Funktionell OSG, Isometrie, Wadentraining, Gangschule
Woche 12	Klinische/Sonographische Kontrolle, Schuhabsatzerhöhung 1 cm für weitere 6 Monate PT: Funktionell OSG, Stabilisations-/Koordinationstraining, alltagsspezifisches Training, Sport bei normalem Gangbild und sicherer intermuskulärer Koordination

89 Achillessehnenruptur, operativ

Arthrodese des OSG und USG mittels transcalcanear eingebrachtem Tibianagel

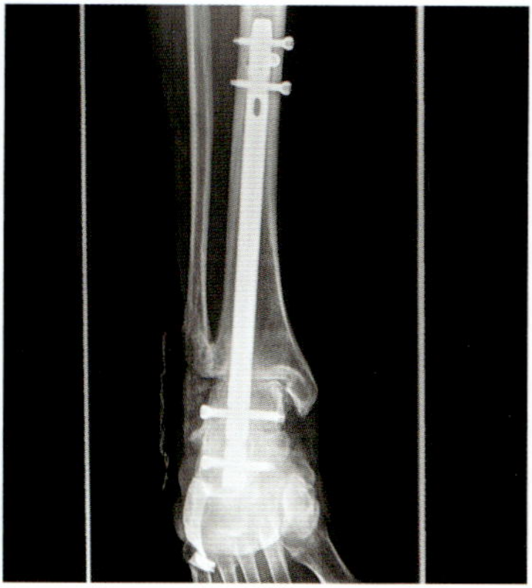

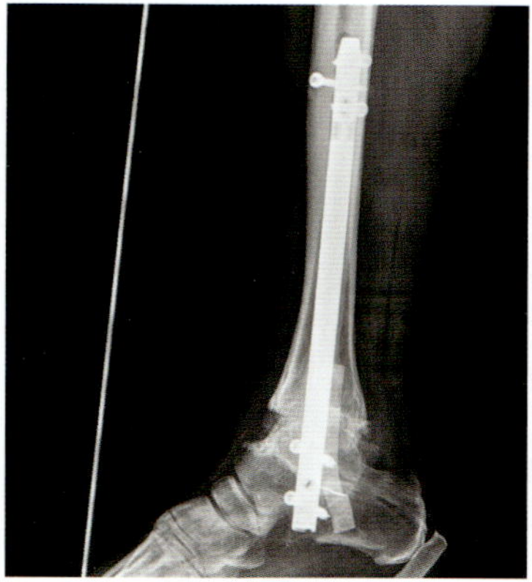

USG-Arthrodese mit Kompressionsschrauben

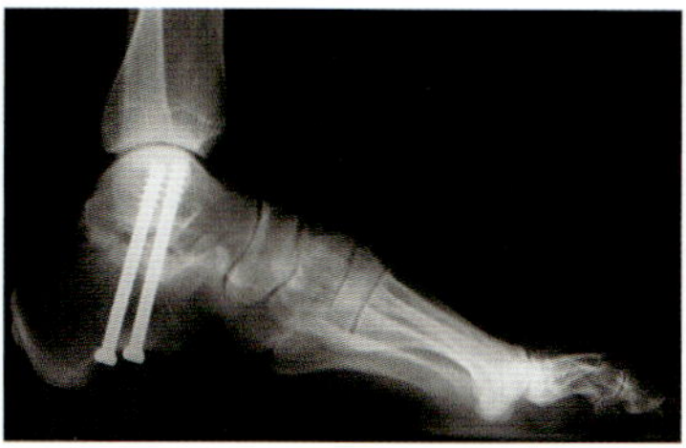

Pneumatische Gehschiene

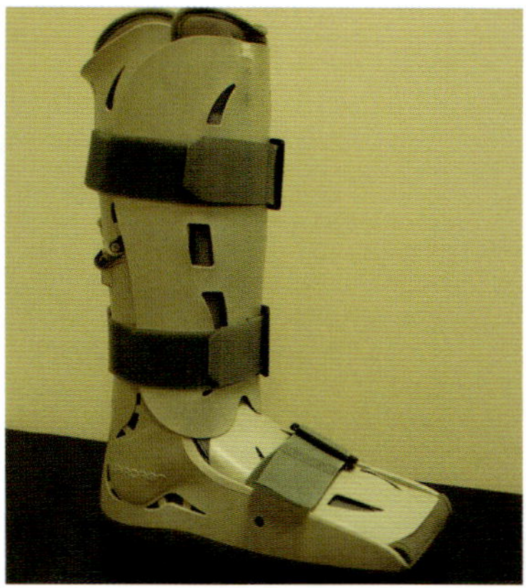

Zeit nach Op	Maßnahme
Im Op	Anlegen einer Unterschenkelgipsschiene
Tag 1	Hochlagern, abschwellende Maßnahmen, Entstauungstherapie, Mobilisation unter Entlastung an Unterarmgehhilfen
Tag 7	Röntgenkontrolle
Tag 11	Entfernung des Wundmaterials
Woche 6	Röntgenkontrolle, Anlegen einer OSG-Stabilorthese/ pneumatischen Gehschiene und Beginn mit Sohlenkontakt bis Woche 12
Woche 12	Röntgenkontrolle der Durchbauung (ggf. CT), Abtrainieren und Weglassen von Orthese und Unterarmgehhilfen, Schuhversorgung mit Abrollhilfe und Gangschule

90 Arthrodese OSG/USG
(oberes/unteres Sprunggelenk)

Haglundferse

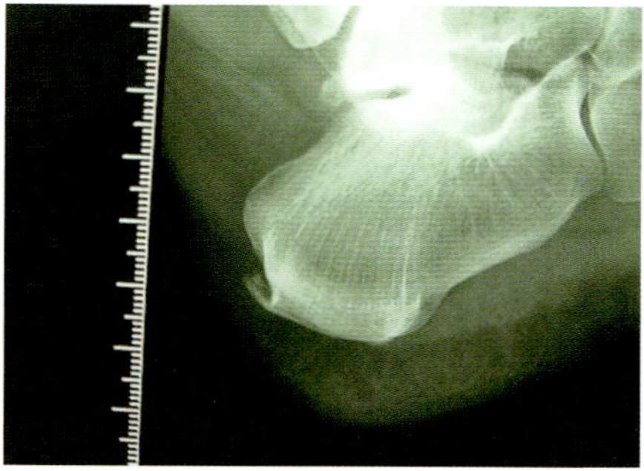

Konservative Therapie mittels Achillessehnenbandage (links)
oder Variostabilschuh

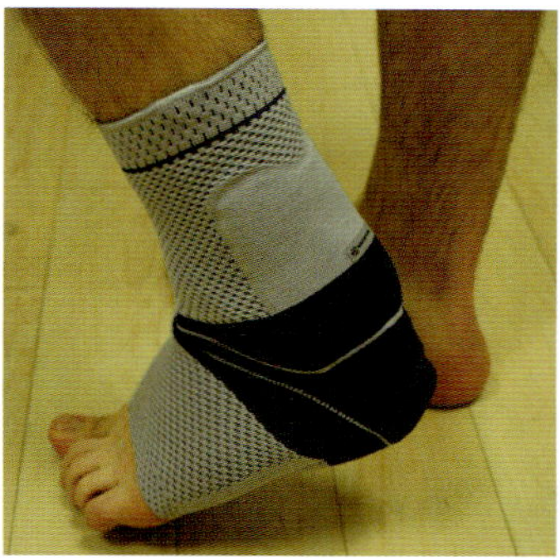

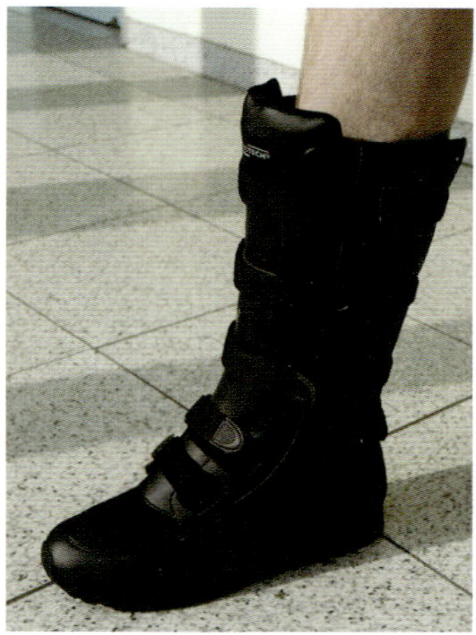

Zeit nach Op	Maßnahme
Im Op	Anlegen einer dorsalen Unterschenkel-/Fußschiene
Tag 3	Frühfunktionelle Behandlung im Stabilschuh mit 2 cm Fersenerhöhung unter Sohlenkontakt an Unterarmgehhilfen, Mobilisation im Stabilschuh für insgesamt 4 Wochen (!), Entstauungstherapie, Hochvoltbehandlung
Tag 5	Beginn mit der dosierten Aufbelastung bis zur Vollbelastung im Stabilschuh
Tag 7	Beginn mit Fahrradergometerbelastung im angelegten Stabilschuh
Tag 11	Entfernung des Wundmaterials, Abtrainieren und Weglassen der Unterarmgehhilfen
Woche 4-7	Abtrainieren und Weglassen des Stabilschuhs, Anpassen von Schuheinlagen und sukzessive Reduktion der Fersenerhöhung bis Woche 7
Woche 8-12	In Abhängigkeit von Beschwerdebild und Lokalbefund Übergang zur Laufbelastung, Sport ab Woche 12 möglich

91 Bursitis subachillea/Haglund-Pseudoexostose, operativ

Plattenosteosynthetische Versorgung einer Fersenbeinfraktur (Calcaneusfraktur)

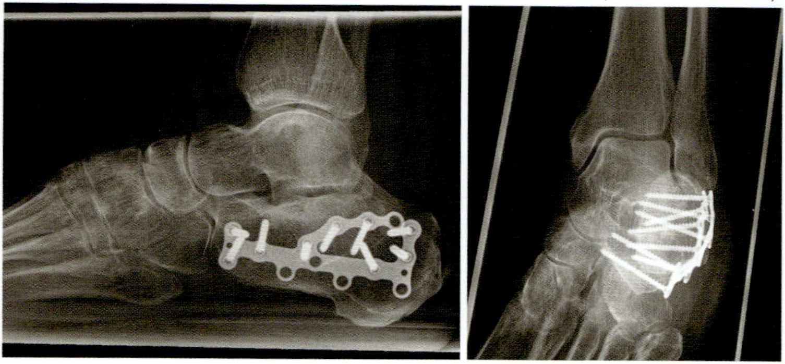

Fersenbeinentlastungsorthese nach Settner-Münch

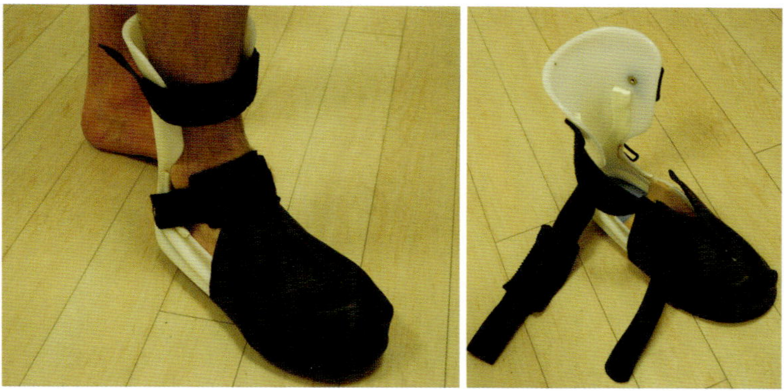

Zeit nach Op	Maßnahme
Tag 1	Hochlagern, Entstauungstherapie, Physiotherapie mit Kreiselübungen, abschwellende Maßnahmen, Knie-Oberschenkelübungen
Tag 3	Mobilisation unter Entlastung an Unteramgehhilfen, Kompressionsstrumpf Klasse II
Tag 7	Röntgenkontrolle
Tag 11	Entfernung des Wundmaterials
Woche 3	Röntgenkontrolle
Woche 6	Röntgenkontrolle, nach Abschwellen und Wundheilung Anpassen einer Fersenbeinentlastungsorthese zur Vollbelastung zunächst mit Unterarmgehhilfen (4-Punktegang), Fersenbelastungspolster
Woche 8	Röntgenkontrolle, Fersenbelastungspolster, Abtrainieren und Weglassen der Unterarmgehhilfen
Woche 12	Röntgenkontrolle, Vollbelastung in normalem oder orthopädischem Schuhwerk, ggf. Kork-Leder-Einlagen
Woche 14	Abschluss der Behandlung

Operative Versorgung einer Fußwurzelluxationsfraktur mittels Drahtosteosynthese (parallele Versorgung einer Sprunggelenksfraktur)

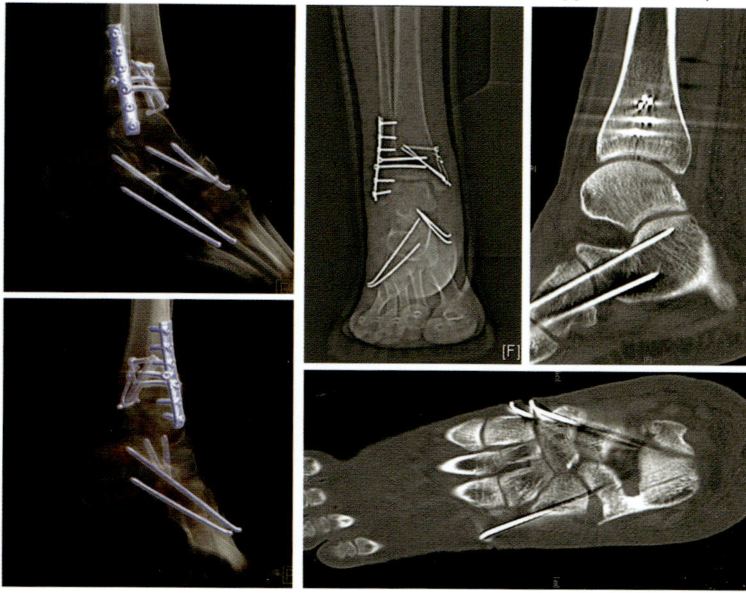

Vorfußentlastungsorthese

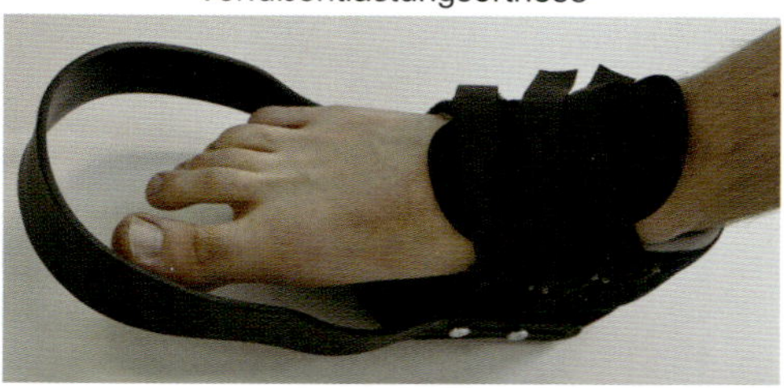

Zeit nach Op	Maßnahme
Im Op	Anlegen einer Unterschenkelgipsschiene für 6 Wochen, ggf. kein Gips und Mobilisation in der Vorfußentlastungsorthese/Vorfußentlastungsschuh
Tag 1	Kryotherapie, Entstauungstherapie, Zehen- und Kniegelenksübungen, Isometrie, Mobilisation unter Abrollen im Vorfußentlastungsschuh, Physiotherapie mit Extensions- und Flexionsübungen, KEINE Pro- und Supination (!) *Bei temporärer Drahtosteosynthese 6 Wochen Fußruhigstellung (!)*
Tag 7	Röntgenkontrolle
Tag 11	Entfernung des Wundmaterials
Woche 3	Röntgenkontrolle
Woche 6	Röntgenkontrolle, bei Gipsbehandlung Abtrainieren und Weglassen der Gipsschiene, ggf. Materialentfernung (bei temporärer Drahtosteosynthese (!))
Woche 7	Beginn mit dosierter Teilbelastung (ggf. in der Vorfußentlastungsorthese/Vorfußentlastungsschuh), Muskelaufbautraining
Woche 9	Röntgenkontrolle, Aufbelastung bis zur Vollbelastung in Woche 12, ggf. angepasste Schuheinlagen nach Maß und Abdruck oder orthopädischer Maßschuh

93 Fußwurzelluxations-/Mittelfußfraktur, operativ

Hallux valgus-Operation
am linken Fuß

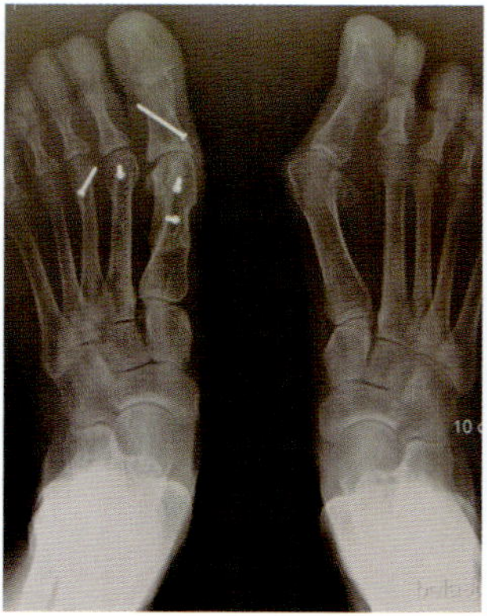

Hallux valgus vor (Bild links) und
nach der Operation (Bild rechts)

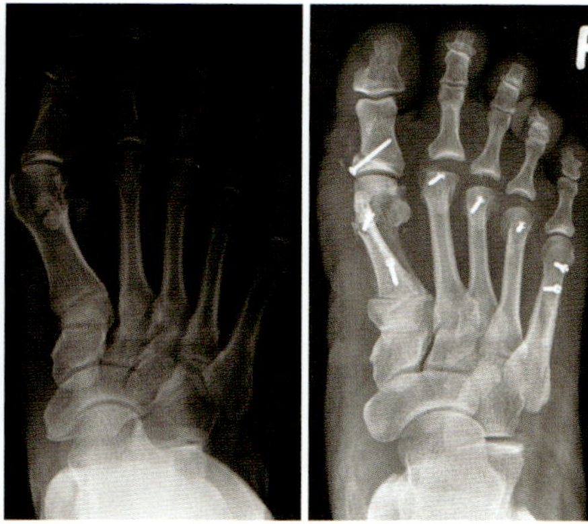

Nachtlagerungsorthese (Redressionsschiene)

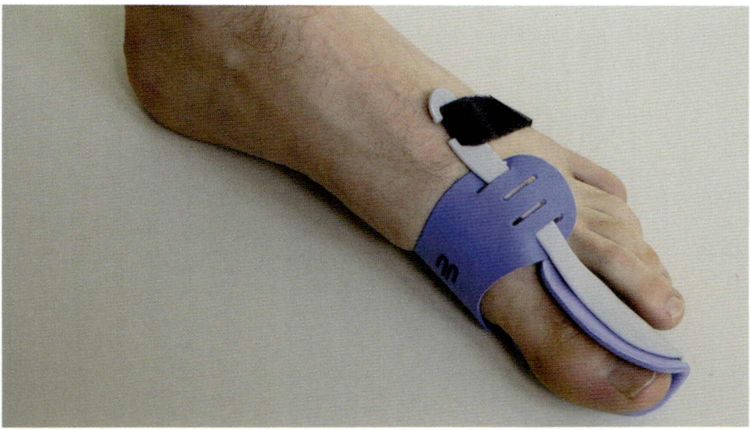

Zeit nach Op	Maßnahme
	Mobilisation grundsätzlich mit spezieller Vorfußentlastungsorthese/-schuh
Im Op	Anlegen eines Hallux valgus Redressionsverbandes/ einer Redressionsschiene bis Woche 3 (außer bei Arthrodese (!))
Tag 1	Hochlagern, abschwellende Maßnahmen, Entstauungstherapie, Isometrie, in Abhängigkeit der Schmerzsymptomatik Mobilisation unter Vollbelastung in Vorfußentlastungsorthese/Vorfußentlastungsschuh, aktive/passive Beübung des Großzehengrundgelenks, Übungen für OSG und Kniegelenk mit Muskeltraining
Tag 7	Röntgenkontrolle
Tag 11	Entfernung des Wundmaterials
Woche 6	Röntgenkontrolle, ggf. Entfernung von temporären Transfixationsdrähten
Woche 7	Abtrainieren und Weglassen von Vorfußentlastungsorthese/Vorfußentlastungsschuh und Übergang zur Vollbelastung, Zehenstandübungen

Versorgung von Mittelfußfrakturen III-V mit K-Drahtosteosynthesen

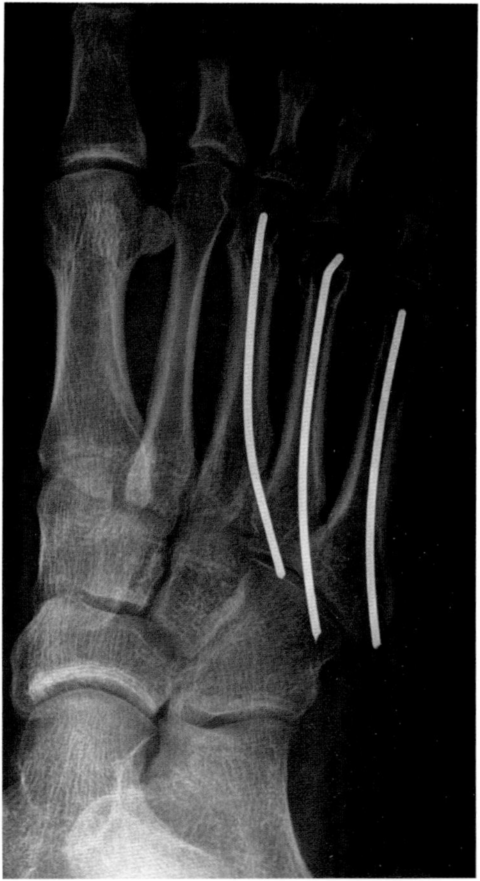

Zeit nach Op	Maßnahme
Im Op	Anlegen einer Unterschenkelgipsschiene
Tag 1	Mobilisation unter Entlastung an Unterarmgehhilfen, funktionelle Beübung der freien Gelenke, Entstauungstherapie
Tag 3	Weglassen der Gipsschiene, Kontrolle der Sprunggelenksbewegung, Mobilisation unter Sohlenkontakt mit steifer Sohle, Kompressionsstrumpf, Gangschule, Treppentraining
Tag 7	Röntgenkontrolle
Tag 11	Entfernung des Wundmaterials, Gangschule weiter
Woche 3	Röntgenkontrolle
Woche 6	Röntgenkontrolle, ggf. Materialentfernung von temporären Transfixationsdrähten, Aufbelastung zur Vollbelastung mit steifer Sohle, Abtrainieren und Weglassen der Unterarmgehhilfen
Woche 8	Vollbelastung ohne steife Sohle, ggf. Kork-Leder-Einlagen

95 Mittelfußfraktur, operativ

Sprunggelenkarthroskopie mit Nachweis eines deutlichen Knorpelschadens

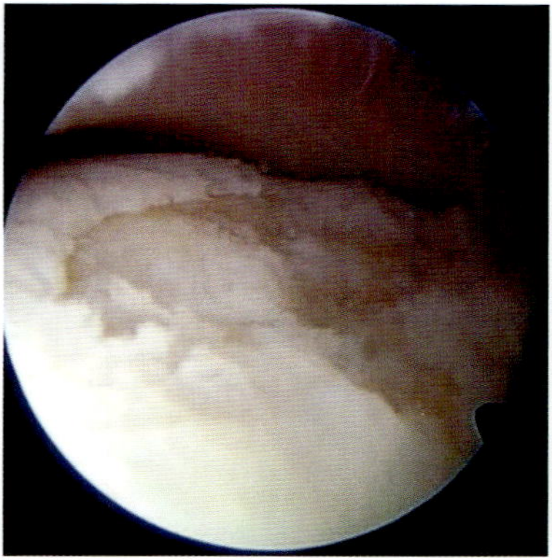

Osteochondrosis dissecans Grad IV

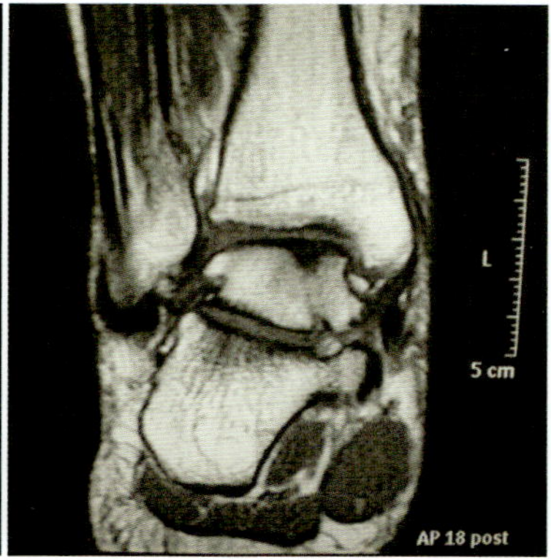

Mikrofrakturierung

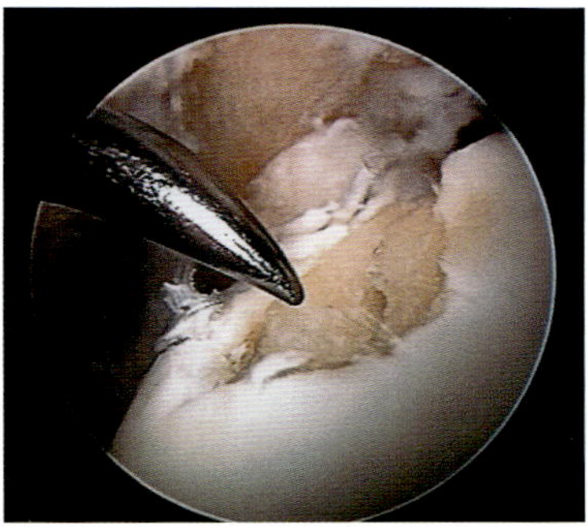

OSG-Arthroskopie mit Mikrofrakturierung

Zeit nach Op	Maßnahme
Tag 1	Mobilisation an Unterarmgehhilfen unter Entlastung für 6 Wochen (!), funktionelle Nachbehandlung, Entstauungstherapie
Tag 11	Entfernung des Wundmaterials
Woche 6	Aufbelastung und freie Beweglichkeit, Abtrainieren und Weglassen der Unterarmgehhilfen
Monat 6	Magnetresonanztomographische Kontrolluntersuchung zur Erfolgskontrolle

OSG-Arthroskopie ohne Mikrofrakturierung

Zeit nach Op	Maßnahme
Tag 1	Mobilisation an Unterarmgehhilfen mit schmerzadaptierter Teilbelastung
Tag 2	Funktionelle Nachbehandlung je nach Reizzustand unter Vollbelastung, Entstauungstherapie
Woche 1	Abtrainieren und Weglassen der Unterarmgehhilfen, Fortführung der Mobilisation unter Vollbelastung
Tag 11	Entfernung des Wundmaterials

Konservative Therapie in der Sprunggelenkorthese

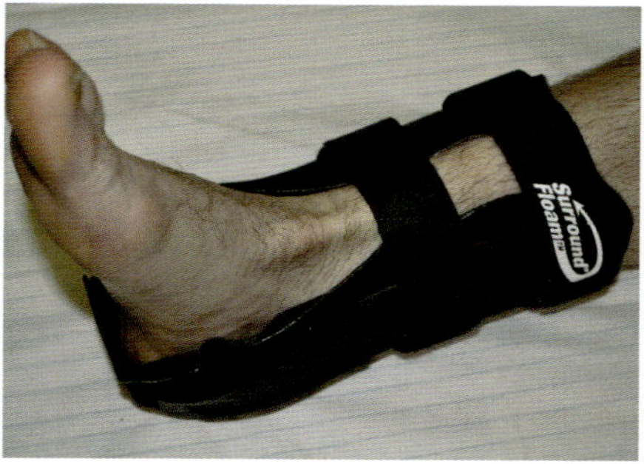

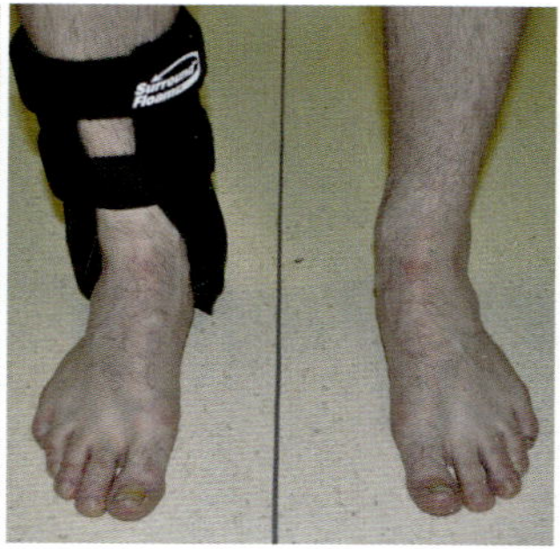

Malleo-Sprint Knöchelorthese

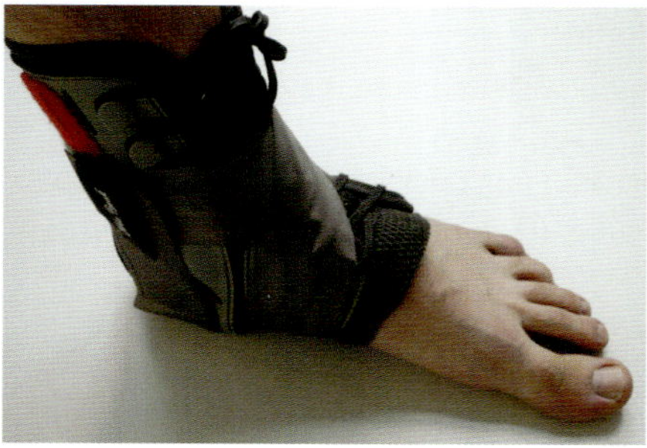

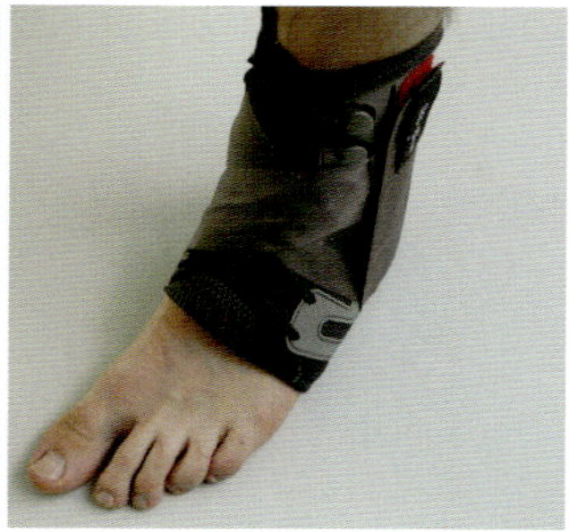

Zeit	Maßnahme
Unfalltag	Anlegen eines Unterschenkelspaltgipses und Mobilisation unter Entlastung an Unterarmgehhilfen
Tag 3-5	Abschwellende Maßnahmen, Entstauungstherapie, Wechsel auf eine Sprunggelenkorthese mit Kompressionsstrumpf und Mobilisierung unter Vollbelastung an Unterarmgehhilfen
Woche 3	Beginn des Pronatorentrainings, Oberschenkelmuskeltraining, Propriozeption
Woche 7	Abtrainieren von Orthese und Unterarmgehhilfen, Propriozeption, Eigenreflextraining, Pronatorentraining
Woche 9	Freigabe zur sportlichen Betätigung

97 OSG-Außenbandruptur, konservativ

MRT-Bilder einer Außenbandruptur

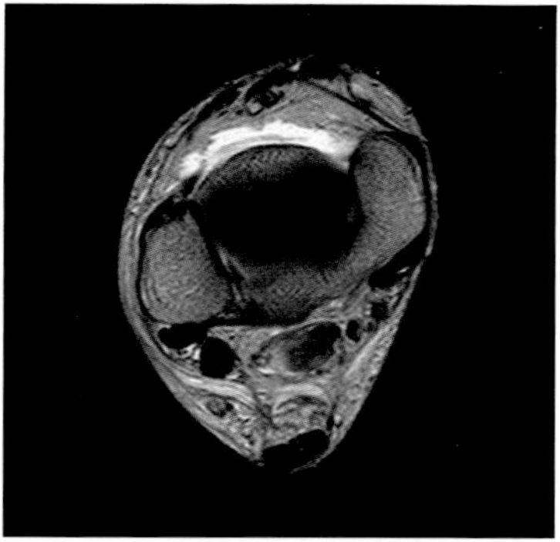

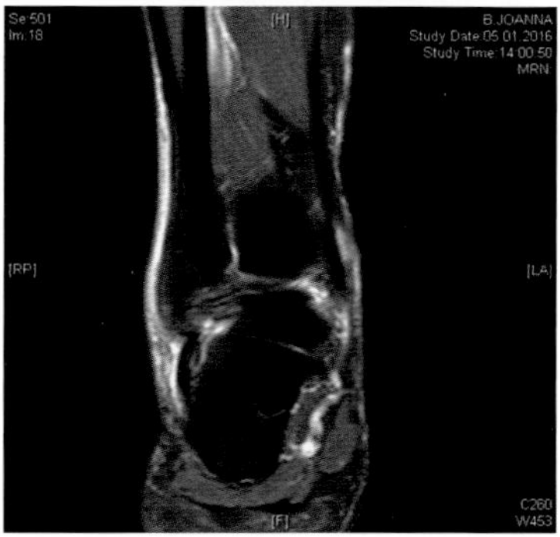

Zeit nach Op	Maßnahme
Im Op	Anlegen einer Unterschenkelgipsschiene
Tag 1	Anleitung zum Oberschenkelmuskeltraining, Pronatorentraining, abschwellende Maßnahmen, Entstauungstherapie
Tag 3	Kontrolle der Sprunggegelenksbeweglichkeit, Weglassen der Gipsschiene und schmerzadaptierte Aufbelastung im Air-Cast-Walker/Unterschenkelwalker mit Vollbelastung spätestens in Woche 6
Tag 11	Entfernung des Wundmaterials
Woche 6	Erreichen der Vollbelastung, Abtrainieren von Air-Cast-Walker/Unterschenkelwalker und Unterarmgehhilfen (letztere ggf. auch schon früher (!)), Propriozeption, Eigenreflexschulung und Pronatorentraining

Plattenosteosynthese der Fibula mit Stellschraube

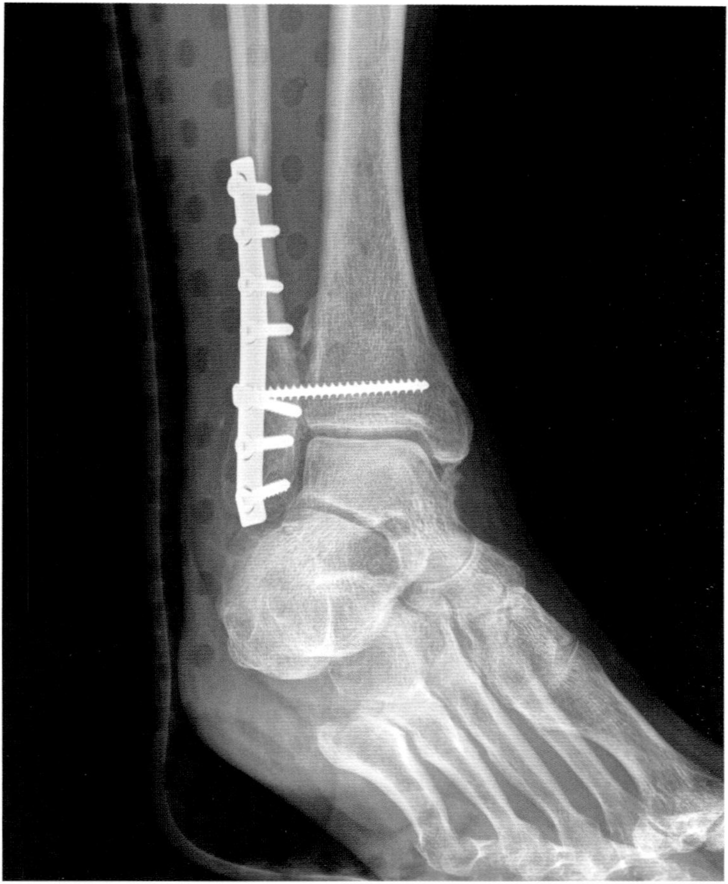

Zeit nach Op	Maßnahme
Im Op	Anlegen einer Unterschenkelgipsschiene/Orthese
Tag 1	Aktive Übungsbehandlung aus Gips/Orthese aller Gelenke, Fuß heben und senken, Oberschenkelmuskeltraining, Isometrie, Entstauungstherapie, KEINE Pro- und Supinationsübungen (!), Mobilisierung unter Abrollen an Unterarmgehhilfen bis Woche 6 (KEINE Belastung (!))
Tag 7	Röntgenkontrolle, Gangschule in der Orthese unter Abrollen an Unterarmgehhilfen weiter, Bewegungsübungen ohne Limitierung, Anleitung zu Eigenübungen, Treppentraining
Tag 11	Entfernung des Wundmaterials
Woche 3	Röntgenkontrolle
Woche 6	Röntgenkontrolle, Materialentfernung der Stellschraube(n), Abtrainieren und Weglassen von Orthese und Unterarmgehhilfen, Aufbelastung bis zur Vollbelastung nach Woche 8 und freie Beweglichkeit

Plattenosteosynthese der Fibula ohne Stellschraube

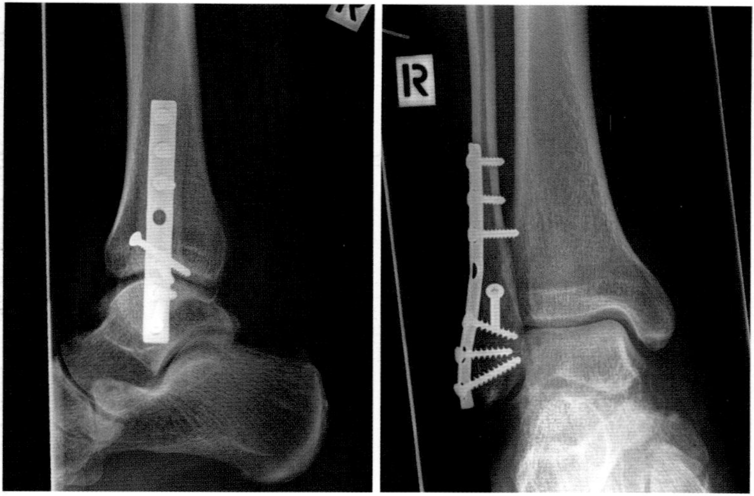

Zeit nach Op	Maßnahme
Im Op	Anlegen einer Unterschenkelgipsschiene/Orthese
Tag 1	Aktive Übungsbehandlung aus Gips/Orthese aller Gelenke, Fuß heben und senken, Oberschenkelmuskeltraining, Isometrie, Entstauungstherapie, KEINE Pro- und Supinationsübungen (!), Mobilisierung unter Sohlenkontakt in der Orthese und an Unterarmgehhilfen bis Woche 3
Tag 7	Röntgenkontrolle, Gangschule in der Orthese, Bewegungsübungen ohne Limitierung, Anleitung zu Eigenübungen, Treppentraining
Tag 11	Entfernung des Wundmaterials, weiter Gangschule in der Orthese unter Sohlenkontakt und mit Unterarmgehhilfen, Bewegungsübungen
Woche 3	Röntgenkontrolle, dosierter Belastungsaufbau in der Orthese bis zur Vollbelastung nach Woche 6
Woche 6	Röntgenkontrolle, Abtrainieren und Weglassen von Orthese und Unterarmgehhilfen (letztere ggf. auch bereits früher (!)), Vollbelastung und freie Beweglichkeit
Woche 12	Freigabe zum Sport

100 Sprunggelenkfraktur, operativ
(ohne Stellschraube)

Talusluxationsfraktur

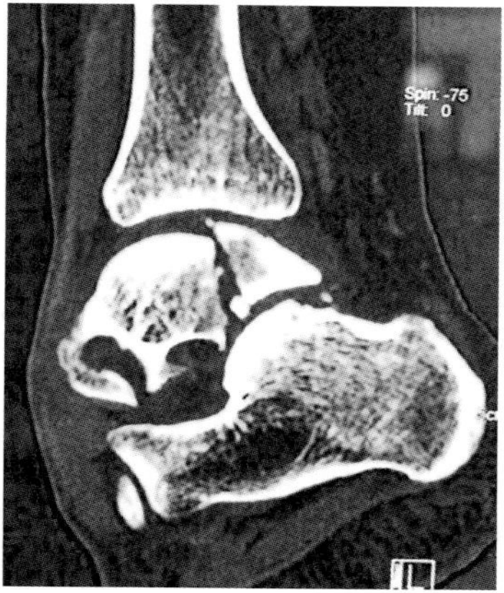

Operative Versorgung einer Talusfraktur mit Schraubenosteosynthese

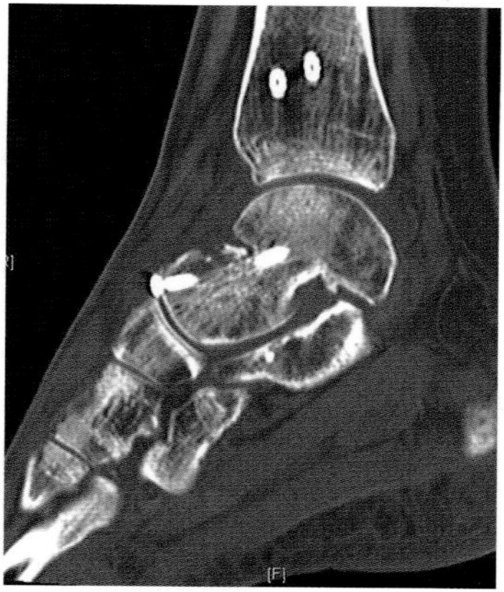

Zusätzliche osteosynthetische Innenknöchelversorgung

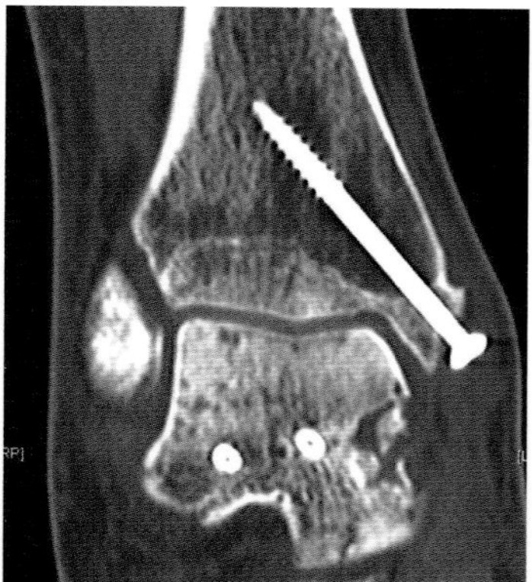

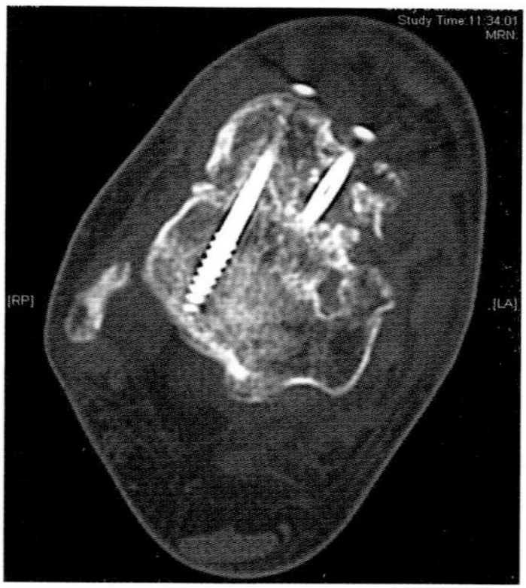

Zeit nach Op	Maßnahme
Im Op	Anlegen einer Unterschenkelgipsschiene für 6 Wochen
Tag 1	Mobilisation unter Entlastung an Unterarmgehhilfen für 6 Wochen, Zehen- und Kniegelenkstraining, Isometrie, Entstauungstherapie, nach Abschwellen Beginn mit funktioneller Beübung aus der Gipsschiene heraus
Tag 7	Röntgenkontrolle
Tag 11	Entfernung des Wundmaterials
Woche 3	Röntgenkontrolle
Woche 6	Röntgenkontrolle, Abtrainieren und Weglassen der Unterschenkelgipsschiene und Beginn mit Mobilisation unter Sohlenkontakt, Bewegungsbad (im Wasser Vollbelastung (!))
Woche 9	Röntgenkontrolle, dosierte Aufbelastung bis zur Vollbelastung in Woche 12 und freie Beweglichkeit, Abtrainieren und Weglassen der Unterarmgehhilfen wenn sicheres Gangbild erreicht ist

101 Talusfraktur/-luxation, operativ

Das vorliegende Werk richtet sich an all diejenigen, die in die Behandlung/Nachbehandlung von unfallchirurgisch-orthopädischen Patienten involviert sind: Angefangen von den ärztlichen Kollegen und Kolleginnen über die Pflege, Physio- und Ergotherapie bis hin zu den niedergelassenen Kollegen und Kolleginnen, die mit der nachstationären Weiterbehandlung des Patienten betraut sind. Ziel soll sein, die wesentlichen Verletzungen und postoperativen Zustände der Patienten in einem vorgeschlagenen therapeutischen „Korridor“ vergleichbar nachzubehandeln. Nicht zuletzt soll es dem medizinischen Nachwuchs – hier vor allem dem Jungassistenten und der Jungassistentin im Rahmen der Bewältigung der täglichen Stationsarbeit einschließlich Notfallambulanz und Sprechstunden – ein wertvoller Begleiter und eine praktische Stütze sein.